おとなの
歯磨き

訪問歯科医　伊東材《さい》祐《ゆう》

F
フローラル出版

この本は、これから絶対に虫歯にも、歯周病にもならない方法を書いた本です。

「おとなの歯磨き」とは

おとなの歯磨き。と言われても「何を持っておとなの歯磨きなのか」と思われるかもしれません。

しかし、長年、歯科医として多くの患者さんを診てきた立場からすると、多くの人が、歯を磨く意味、正しい歯の磨き方を知らないまま、ただ淡々と、日々の生活の中に歯磨きを取り入れています。

しかし、そのような歯磨きは非常に危険です。

今は、おいしい物が溢《あふ》れています。レストランなどの食事処はもちろん、スーパーやコンビニで売られている既製品やお弁当類、冷凍食品もどんどんおいしくなっています。私たちにとって、これは、とても素晴らしいことではありますが、では、そのおいしさは何で作られているのか？ というと、それらは、糖と脂肪とタンパク質によって構成されています。

体や脳にとって、最高のごちそうではありますが、このごちそうを喜んでいるのは何も人間だけではありません。

それが、口の中にいる虫歯や歯周病を生み出す様々な病原菌たちです。

口内の病原菌は口の中へごちそうが運ばれるたびに、虫歯や歯周病の範囲を拡大していきます。

では、歯磨きを今まで通りすれば問題ないのかというと、これまで私たちがおこなってきた歯磨きでは、残念ながらこれからの人生では通用しません。

これまでの歯磨きを続けていたら、多くの人が、数年後、数十年後に多くの歯を失うことになります。

実際に、私は老人ホームなどで訪問歯科医をしているのですが、多くの人たちが、失われた歯を嘆《なげ》いています。

「好きな物が食べられない」「お肉や漬物がもう噛めない」

皆さんの体は、日々の食事で作られています。その食事の自由が奪われたとき、人は、本当の意味で衰《おとろ》えてしまいます。

そして、私の耳にこんな声が聞こえてきます。

「どうして、こんなことになっちゃったんだろうね。もう、生きる気力もないよ……」

ただ、恐ろしいのは、このような声は、歯磨きを怠《おこた》った人から発せられるのではありません。皆さんと同じように、しっかり毎日、歯磨きを頑張ってきた人から、この嘆きの声が発せられるのです。

今、多くの人がおこなっているその歯磨き。じつは、このような悲しい未来を生み出す温床《おんしょう》となっているのです。

「虫歯がないと、歯科医にも褒められる」

「歯周病用の歯磨き粉を使って磨いている」

「定期的に歯石も取ってるのに」

このように歯磨きに対して、意識を高く持っている人でも、年を取って歯がポロポロと抜け落ちてしまう人を大勢見てきました。

では、なぜ、そうなってしまうのでしょう？

それは、歯を磨くということに対する考え方が、根本的に間違っているからです。

そもそも、歯磨きに対して自分なりの考え方を持っているという人がどれだけいるでしょう？

おそらく、ほとんどいらっしゃらないと思います。

「毎日の習慣だから。磨いてから寝ないと」

この一言で、毎日の歯磨きに臨んでいる人がほとんどだと思います。しかし、これでは、未来の健康な歯を保証することはできません。

歯磨きとは何か。

その答えは、たった1つ。

病原菌の除去にほかなりません。

では、どうすれば除去できるのかというと、しっかりとターゲットとなる病原菌の居場所を捉《とら》え、性質を捉えて、どう磨けばいいのかを考えながら磨いていく。

これこそが「おとなの歯磨き」です。

本書を読んでいる皆さんは、すでに健康のためにウォーキングをしたり、食事に気を使うなど、自分を大切にするための行動をすでに起こしていることと思います。

しかし、そんな人でも手つかずで残されているのが歯磨きなのです。

あなたは、ずっと頑張ってきました。どんな歯ブラシ、歯磨き粉がいいのだろうと迷い、口臭がでないように、虫歯にならないように取り組んできたのです。本当に素晴らしいです。

だから、これまで当たり前のように習慣で磨いている人からしたら「歯磨きを変えたくらいで何が変わるのか」と思われるかもしれません。

そこでまず断言させてください。

歯磨きを変えるだけで、皆さんの人生は大きく変わります。

間違いなく、今より快活になり、今より明瞭《めいりょう》になり、そして今より圧倒的に健康になります。

逆に、今までの歯磨きを続けてしまうと、これまでに書いた将来の嘆きが現実のものとなってしまうのです。

そう、変わるのは今、この本を手に取った今です。

あなたは、本当は自分を大切にして幸せな人生を歩みたいと、心のどこかで思っているのではないでしょうか。それなら、歯こそ鍵となる重要な臓器です。

本書では、歯を磨く意義から、虫歯や歯周病の仕組み。それぞれの菌に対処する磨き方から、口内に関する悩みのあれこれまで。

歯磨きに必要なことをすべてを一冊に凝縮し、わかりやすくまとめていますので、これからの皆さんの幸福のために、ぜひ今日から「おとなの歯磨き」を実践していってください。

第一章 虫歯菌と歯周病菌の全貌解剖

Contents

第二章 今日から「おとなの歯磨き」始めませんか？

Contents

第四章 歯科医院の賢い選び方

一章

虫歯菌と歯周病菌の全貌解剖

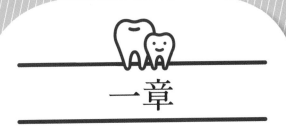

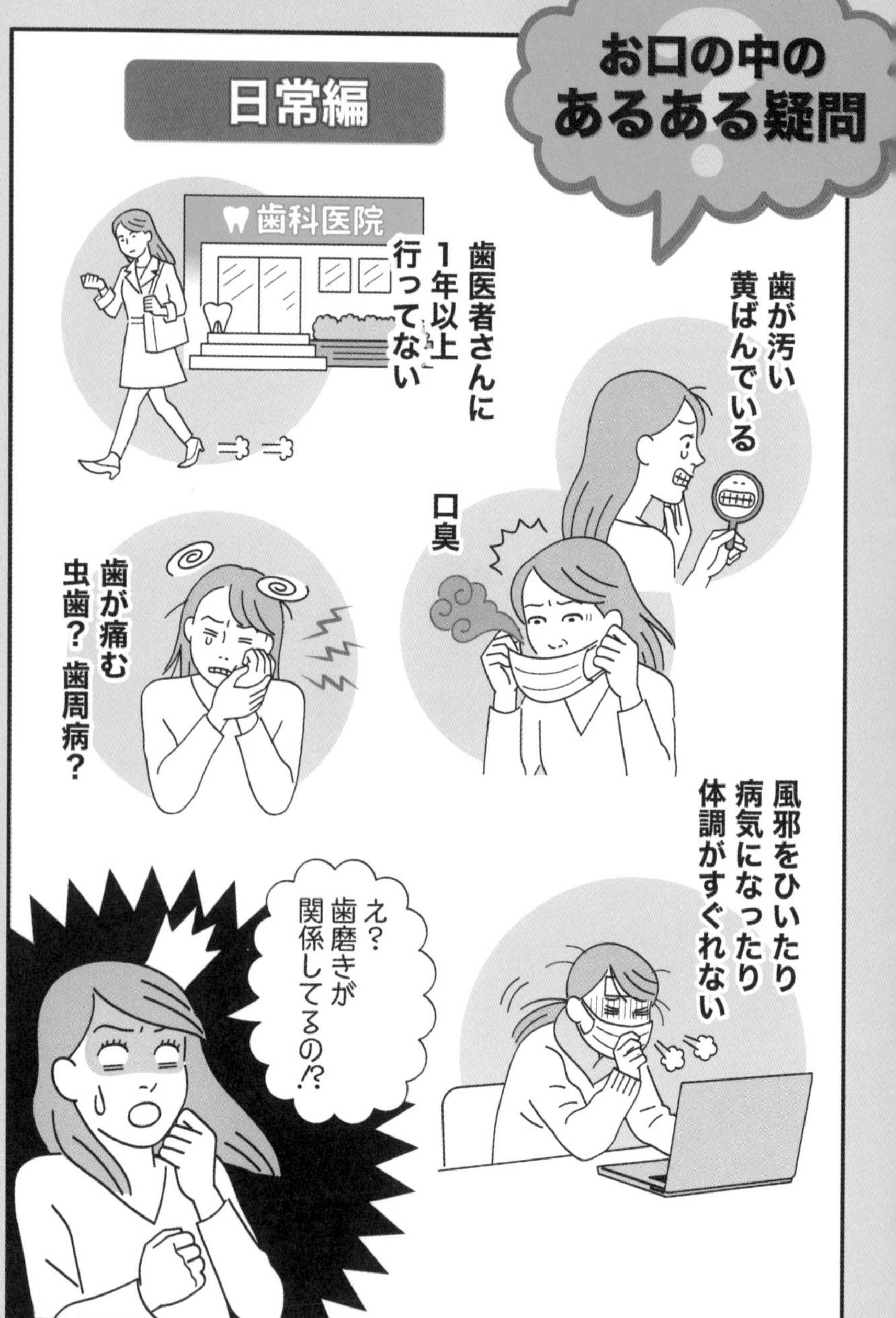
お口の中のあるある疑問
日常編
歯科医院
歯医者さんに1年以上行ってない
歯が汚い黄ばんでいる
口臭
歯が痛む虫歯？歯周病？
風邪をひいたり病気になったり体調がすぐれない
え？歯磨きが関係してるの!?

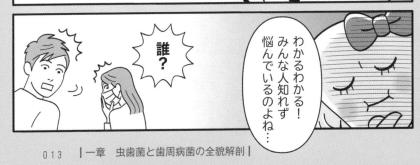

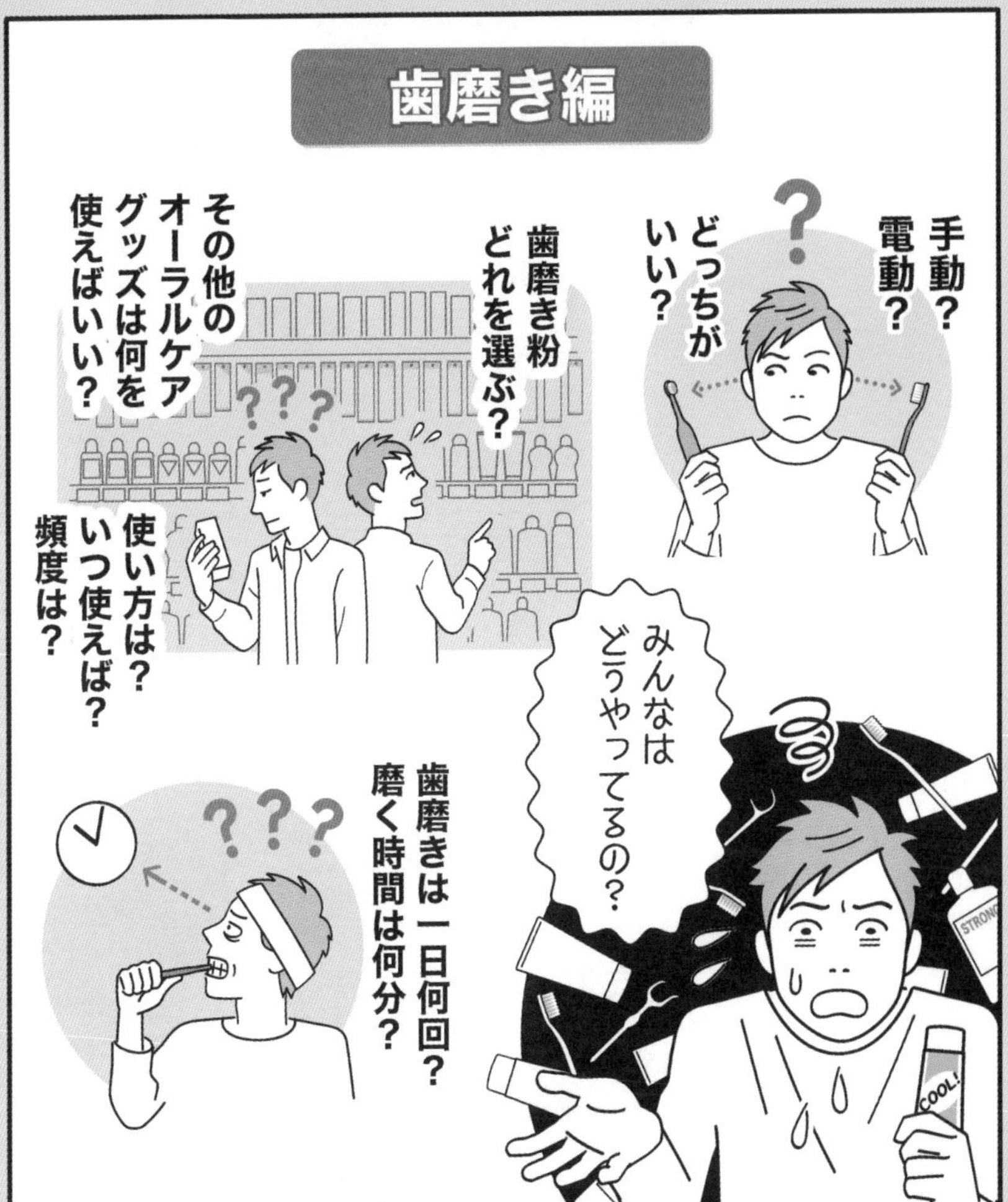
歯磨き編
手動？電動？
どっちがいい？
歯磨き粉どれを選ぶ？
その他のオーラルケアグッズは何を使えばいい？
使い方は？いつ使えば？頻度は？
みんなはどうやってるの？
STRONG
COOL!
歯磨きは一日何回？磨く時間は何分？
わかるわかる！みんな人知れず悩んでいるのよね…
誰？

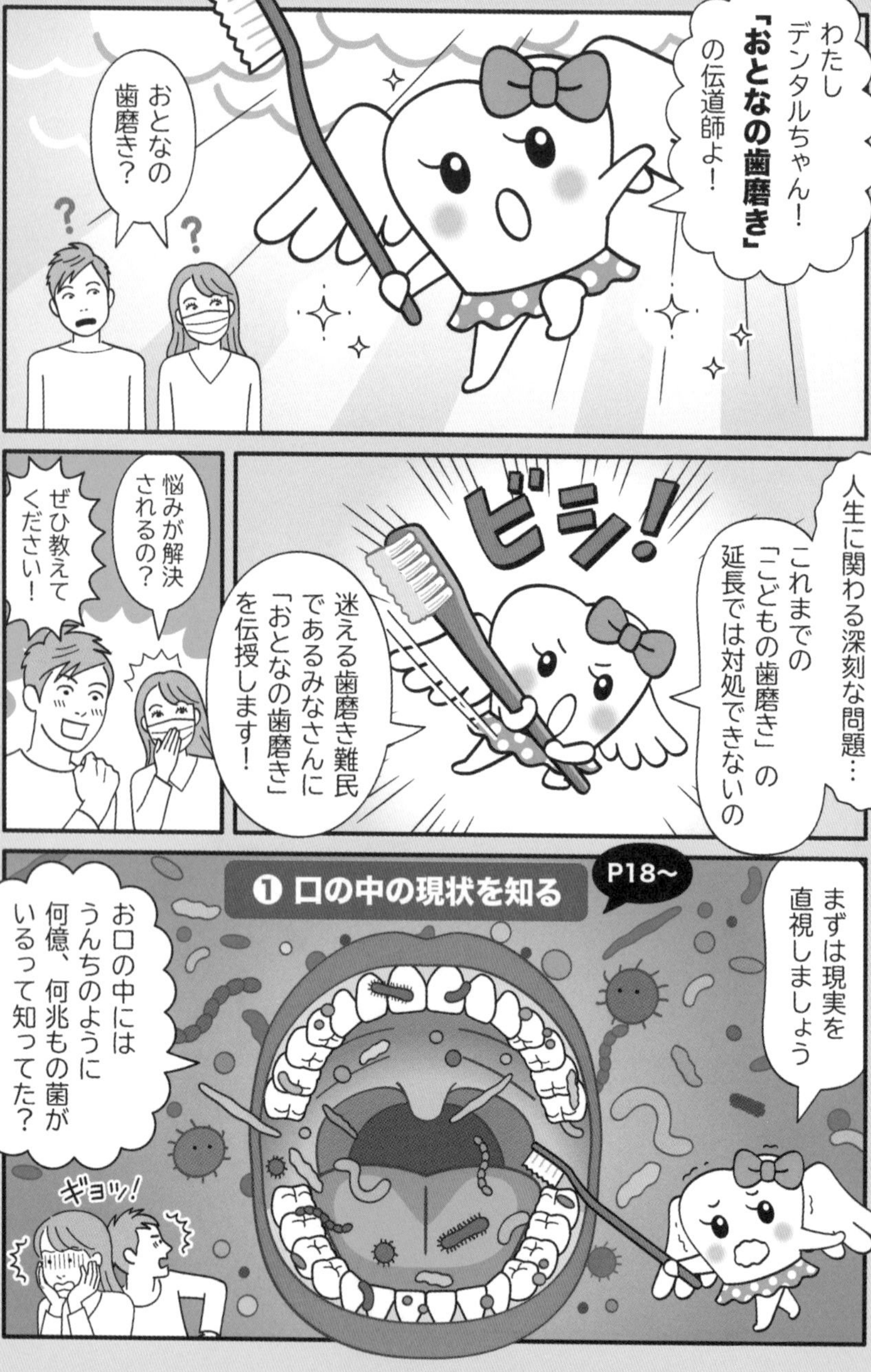
わたし
デンタルちゃん！
「おとなの歯磨き」
の伝道師よ！
おとなの
歯磨き？
？
？
おとなの口内のトラブルは
人生に関わる深刻な問題…
これまでの
「こどもの歯磨き」の
延長では対処できないの
ビシ！
迷える歯磨き難民
であるみなさんに
「おとなの歯磨き」
を伝授します！
悩みが解決
されるの？
ぜひ教えて
ください！
P18〜
❶ 口の中の現状を知る
まずは現実を
直視しましょう
お口の中には
うんちのように
何億、何兆もの菌が
いるって知ってた？
ギョッ！

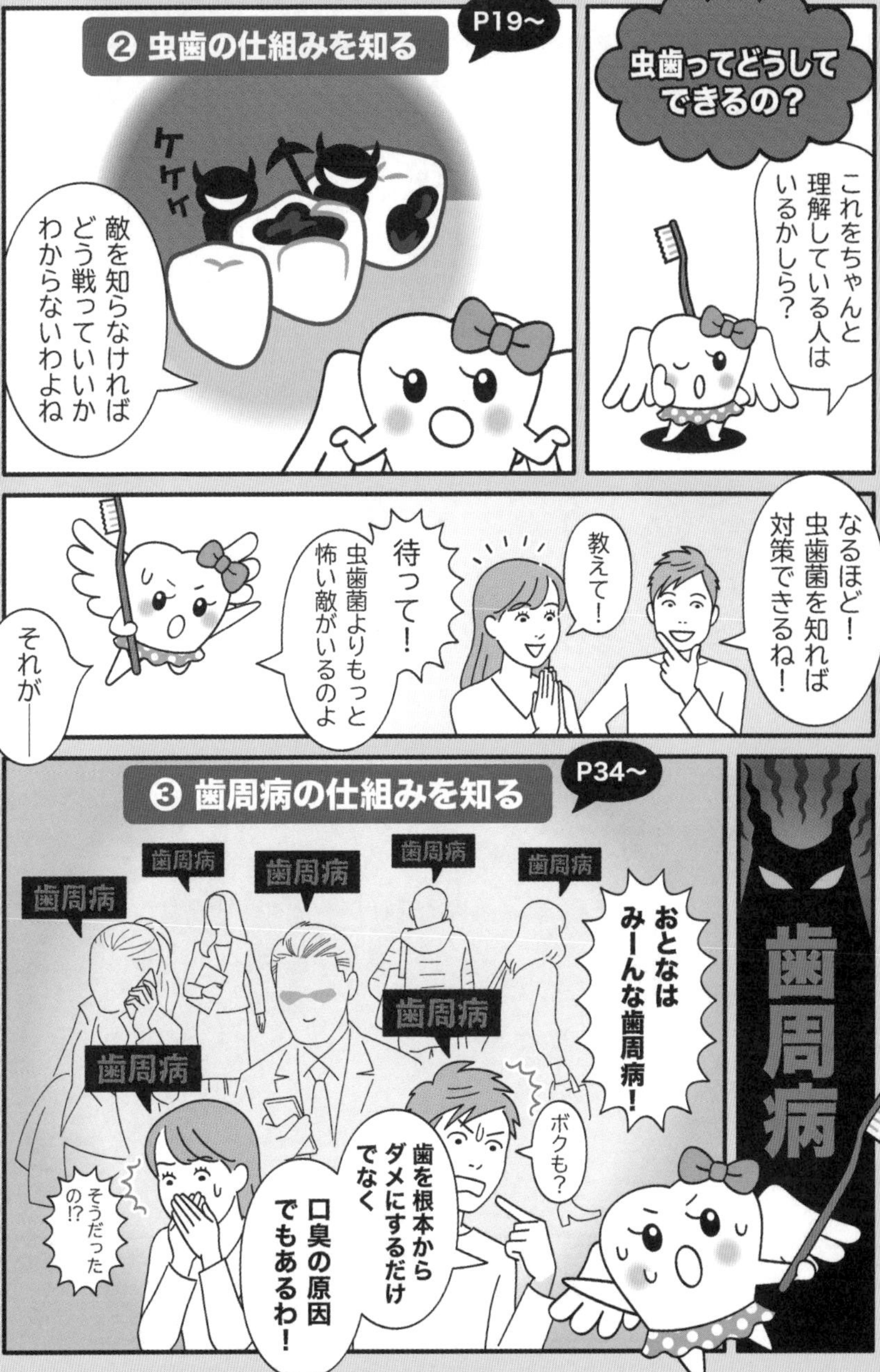
虫歯ってどうしてできるの？
これをちゃんと理解している人はいるかしら？
❷ 虫歯の仕組みを知る
P19〜
ケケケ
敵を知らなければどう戦っていいかわからないわよね
なるほど！虫歯菌を知れば対策できるね！
教えて！
待って！
虫歯菌よりもっと怖い敵がいるのよ
それが——
歯周病
❸ 歯周病の仕組みを知る
P34〜
歯周病
歯周病
歯周病
歯周病
歯周病
歯周病
歯周病
おとなはみーんな歯周病！
ボクも？
歯を根本からダメにするだけでなく
口臭の原因でもあるわ！
そうだったの!?

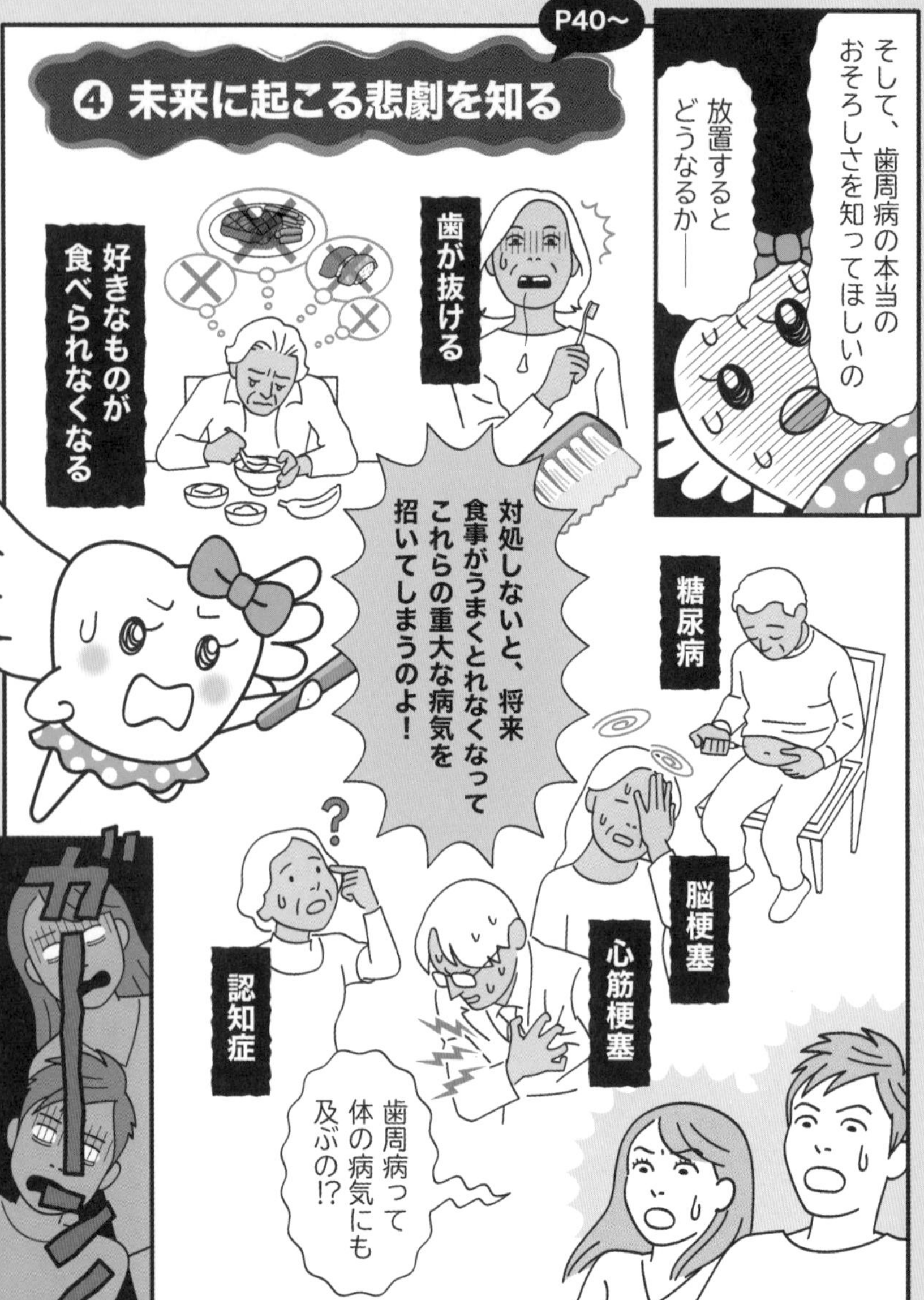

P40〜
④ 未来に起こる悲劇を知る
そして、歯周病の本当のおそろしさを知ってほしいの
放置するとどうなるか――
歯が抜ける
好きなものが食べられなくなる
対処しないと、将来食事がうまくとれなくなってこれらの重大な病気を招いてしまうのよ！
糖尿病
脳梗塞
心筋梗塞
認知症
歯周病って体の病気にも及ぶの!?
ガーン
そんな未来を回避するために・・・

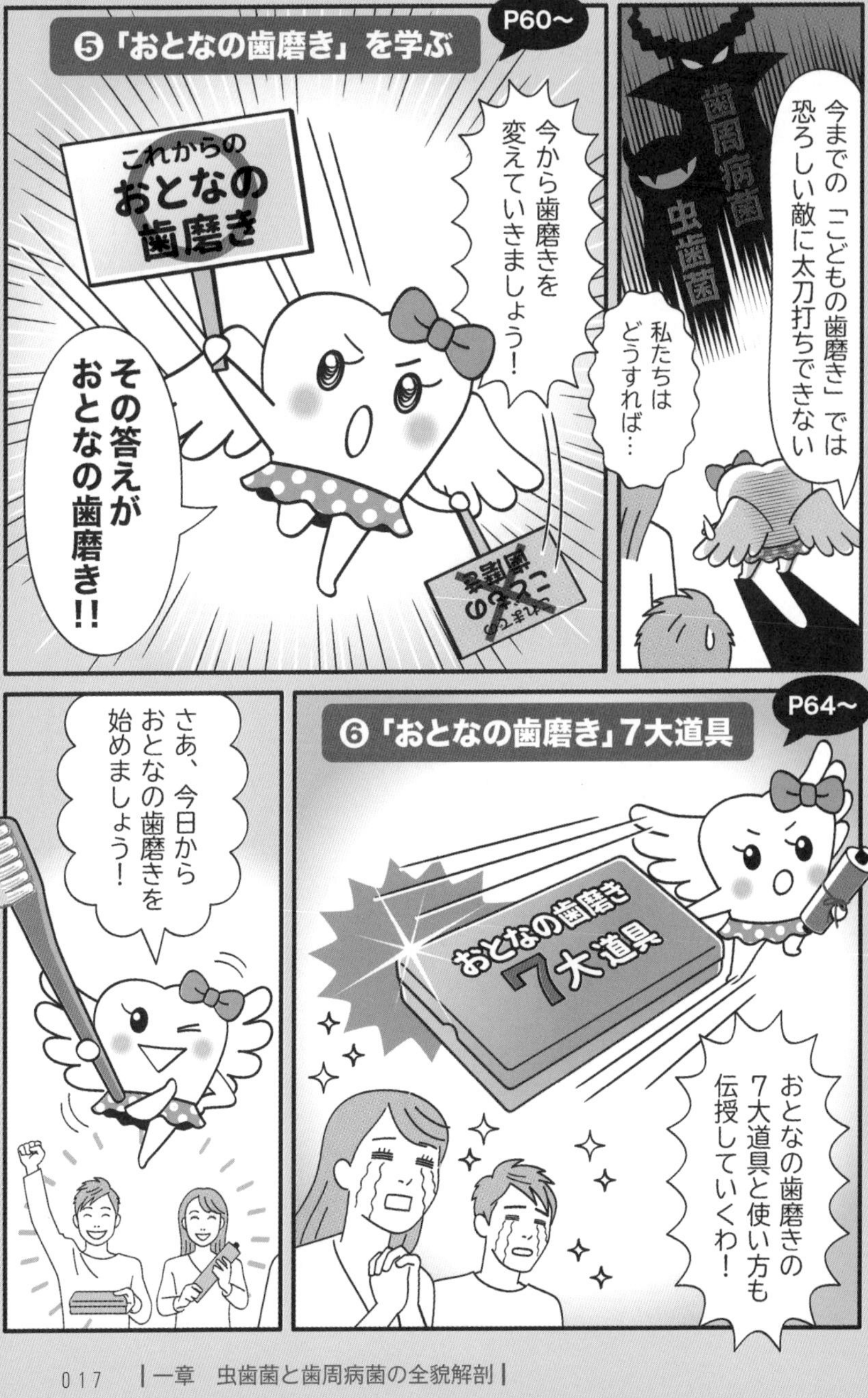
今までの「こどもの歯磨き」では恐ろしい敵に太刀打ちできない
歯周病菌
虫歯菌
私たちはどうすれば…
P60～
⑤「おとなの歯磨き」を学ぶ
これからのおとなの歯磨き
今から歯磨きを変えていきましょう!
その答えがおとなの歯磨き!!
P64～
⑥「おとなの歯磨き」7大道具
おとなの歯磨き7大道具
おとなの歯磨きの7大道具と使い方も伝授していくわ!
さあ、今日からおとなの歯磨きを始めましょう!

口を知り、己を知れば人生危うからず

なにゆえ、歯を磨くのか

じめじめして生温かい口の中では、今、この本を読んでいるその瞬間にも、じわじわ細菌が増え続け、何億、何兆にも達します。そして、口の中の菌がもっとも繁殖する時間帯の就寝中ともなると、菌が密集するプラーク内は、うんちよりも菌の密度が高くなっています。

少々汚い話になってしまいますが、事実なのであえてしっかり考えてみてください。

皆さんの口の中は、今現在も、うんち以上の物がこびりついているのです。

ただ、これらの菌、すべてが悪いわけではなく、良い菌も悪い菌もいますが、歯磨きにおいてとくに気をつけていただきたい菌が、虫歯菌と歯周病菌です。この2つの菌を除去するような歯磨きができれば、他の悪い菌も除去できるので、とにかく虫歯菌と歯周病菌の2つを減らすことを大切にしていきましょう。

この2種類の菌は、まさに読んで字のごとく、虫歯菌は虫歯を作り、歯周病菌は歯周病を生み出します。

ここで悲しいお知らせをしなければなりません。残念なことに、これらの菌、減らすことはできてもゼロにはできないのです。しかし、何もしなければただただ増え続け、あなたの口内を蝕《むしば》みます。

勝利はなくとも戦い続けなければならない。

それが、虫歯菌と歯周病菌との戦いであり、この戦いを少しでも有利に進める唯一の方法が「おとなの歯磨き」なのです。

歯磨きというと、口臭予防や食べカスの除去と考える人もいますが、これらはあくまでおまけ。

歯磨きとは、虫歯菌と歯周病菌など、病原菌を減らすためにおこなうもの。つまりは除菌こそが歯磨きの大切な本質なのです。

おとなの歯磨き Section 2

虫歯の仕組みを知り、虫歯を防ぐ

虫歯が生まれた日

皆さんもよく知るズキンズキン痛む黒くて大きな穴が空く虫歯。一体、どのように作られていくのでしょう？

そもそも虫歯を作り出しているのは、その名の通り「虫歯菌」です。私たちの口内にいる何億・何兆もの菌は、実は生後間もない時期には、ほぼ存在しません。多くの菌は、生後６ヶ月頃の乳歯が生え始めるタイミングで両親などから感染しはじめ、歯に付着していきます。もっとも感染するのは、生後18〜30か月ごろ、特に奥歯の生える2歳半頃は要注意です。

歯の表面はツルツルしているのにどうして菌がくっつくのか疑問に思うかもしれませんが、歯の表面には歯を守るための唾液成分でコーティングされた「ペリクル」という薄い膜が張られています。このペリクルに無害な菌が付着し、だんだんと密集していきます。

このように菌が密集している状態を皆さんも聞き馴染みのあるプラーク（歯垢《しこう》）と呼びますが、このときはまだ、見覚えのある白いネバネバした物質ではなく、人体への害もほとんどありません。しかし、時間を追うごとに、プラークの上に虫歯菌や歯周病菌がくっつき、より強固で有害なプラークへと変貌《へんぼう》します。

無害なプラークは簡単に除去できますが、有害なプラークに発展すると、ふだんの歯磨きでは落とすことのできない厄介者へと変わってしまいます。

無害から有害で厄介物へと変わるプラーク。この変貌には虫歯菌のある特性が強く影響をしています。

粘つきは虫歯菌から

無害なプラークの上に付着した虫歯菌はここから大活躍します。

虫歯菌は糖を主食としていますが、これを食べたとき「グルカン」という物質を出します。このグルカン、とてもネバネバしていて、プラークと歯をより強力にくっつけたり、菌同士のつながりをより強くしていくのです。

こうして、プラークは、皆さんがよく知っている、あのネバネバの塊になっていき、数多くの菌をくっつけて、プラーク内でどんどん成熟していきます。

プラークを形作るグルカンは、水に溶けない不溶性。そのため、菌の働きを抑制する唾液もこの中に入っていくことができないため、虫歯菌を始めとする菌たちにとって、プラーク内は完全な安全地帯。ここで菌たちは、ぬくぬくと育ち、どんどん繁殖していきます。

こうして、口内にはどんどんプラークが育っていきます。プラークの成長速度は思った以上に早く、一週間も歯を磨かないでいると、すべての歯がプラークまみれになるほど素早く成長してしまうのです。

これを抑えるために歯を磨くのですが、水に溶けず、粘ついているプラークは、多くの人がおこなっている1分〜3分程度の歯磨きでは、どうしても磨き残しが出てしまい、歯にはつねに有害なプラークが着いた状態が維持されてしまうのです。

そして虫歯へ

虫歯菌は、糖を食べてグルカンを出すことによってプラークを粘つかせ、落ちづらくさせますが、このとき、グルカンだけでなく「乳酸」という物質も作り出します。

乳酸は、その名の通り、酸性の性質を持つ物質で、糖類が口に入ると、数分でプラーク内は酸性になってしまいます。エナメル質は削れにくく傷つきづらい、すなわちとても硬い物質です。虫歯というと、歯が削れてなくなっていくようなイメージを持っている人もいるかもしれませんが、虫歯というのは、物理的な力ではなく、酸による化学的な変質によって削れたような状態を作り出し、黒く穴の空いた虫歯となるのです。

そして、このまま虫歯を放置すると、穴はどんどん広がり、やがて神経まで到達し、夜も眠れぬ地獄の痛みをあなたに与えることとなるのです。この状態のまま歯科医院に行くと、歯の神経を抜かなければなりません。歯の神経を抜いてしまうと歯は死んでしまい栄養が届かなくなり年齢を重ねるごとに、欠けたり、折れたりとボロボロになりやすくなるのです。

ちなみに「歯を磨きすぎると歯が削れる」と心配する人もいらっしゃいますが、エナメル質は鉄より硬い物質です。鉄を歯ブラシでこすっても削れないように、歯磨きで歯が削れることはないので、安心してください。

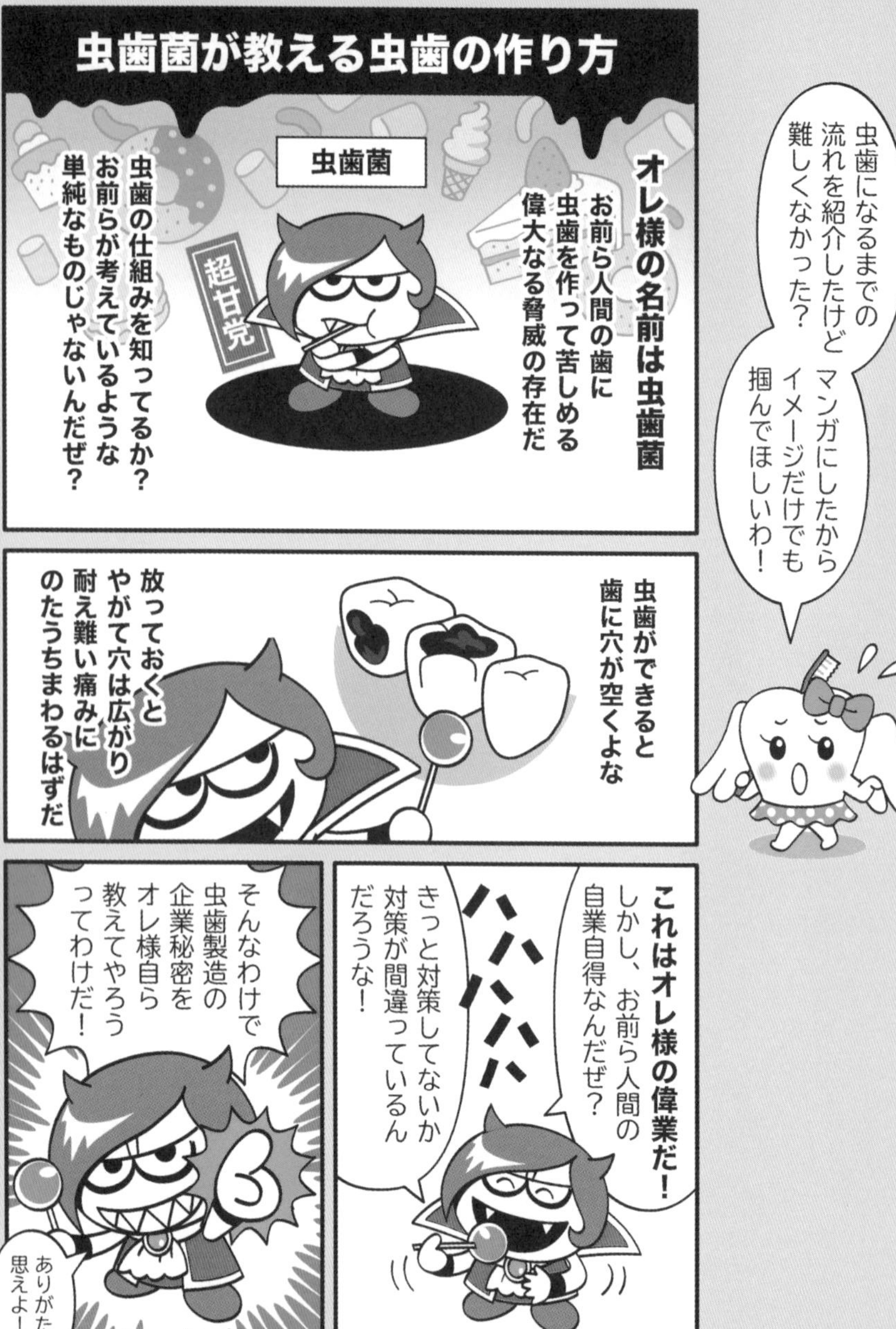
虫歯菌が教える虫歯の作り方
オレ様の名前は虫歯菌
お前ら人間の歯に虫歯を作って苦しめる偉大なる脅威の存在だ
虫歯菌
超甘党
虫歯の仕組みを知ってるか？お前らが考えているような単純なものじゃないんだぜ？
虫歯になるまでの流れを紹介したけど難しくなかった？
マンガにしたからイメージだけでも掴んでほしいわ！
虫歯ができると歯に穴が空くよな
放っておくとやがて穴は広がり耐え難い痛みにのたうちまわるはずだ
これはオレ様の偉業だ！
しかし、お前ら人間の自業自得なんだぜ？
ハハハハハ
きっと対策してないか対策が間違っているんだろうな！
そんなわけで虫歯製造の企業秘密をオレ様自ら教えてやろうってわけだ！
ありがたく思えよ！

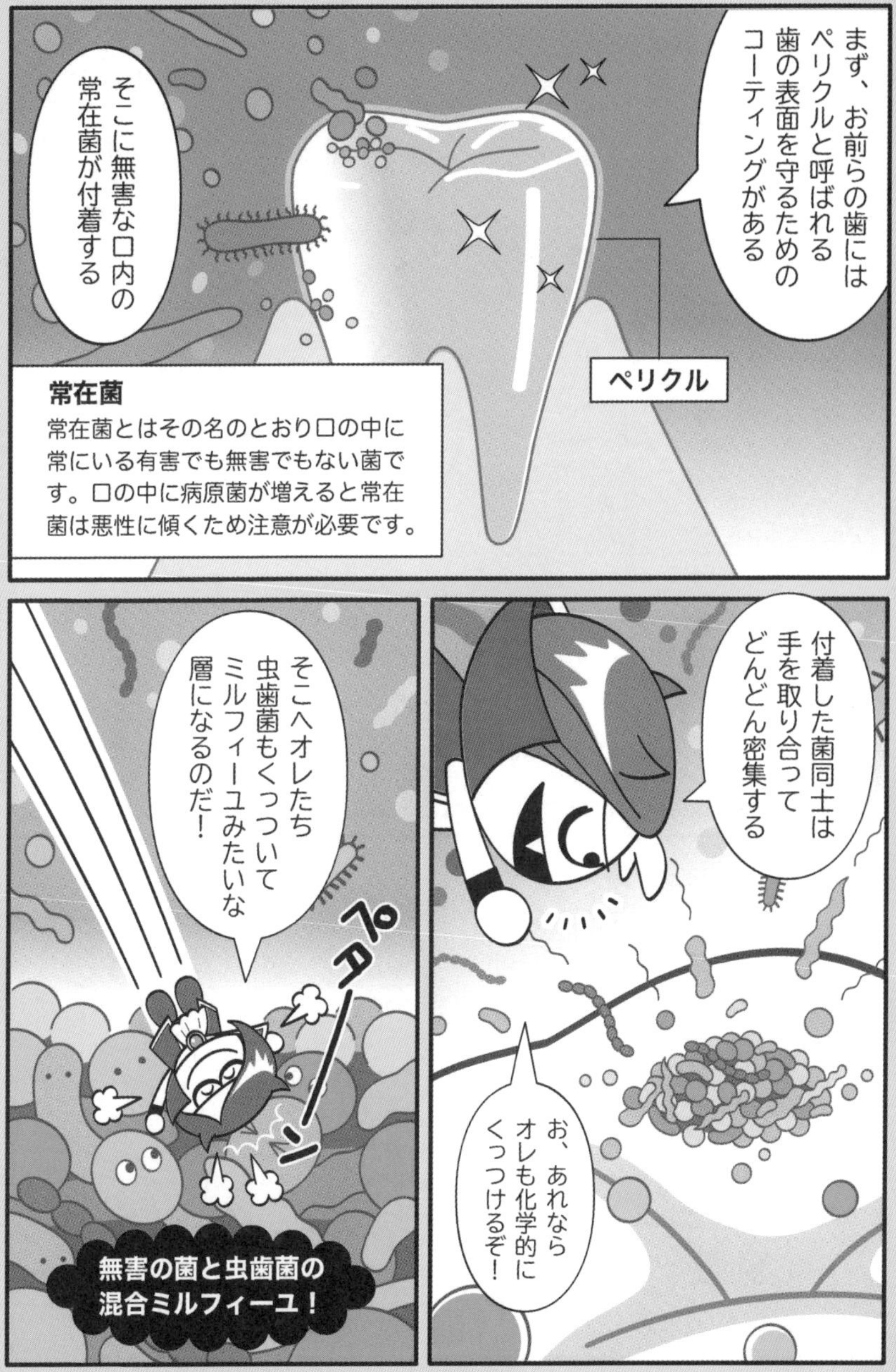
まず、お前らの歯にはペリクルと呼ばれる歯の表面を守るためのコーティングがある
そこに無害な口内の常在菌が付着する
ペリクル
常在菌
常在菌とはその名のとおり口の中に常にいる有害でも無害でもない菌です。口の中に病原菌が増えると常在菌は悪性に傾くため注意が必要です。
付着した菌同士は手を取り合ってどんどん密集する
お、あれならオレも化学的にくっつけるぞ!
そこへオレたち虫歯菌もくっついてミルフィーユみたいな層になるのだ!
ペターン
無害の菌と虫歯菌の混合ミルフィーユ！

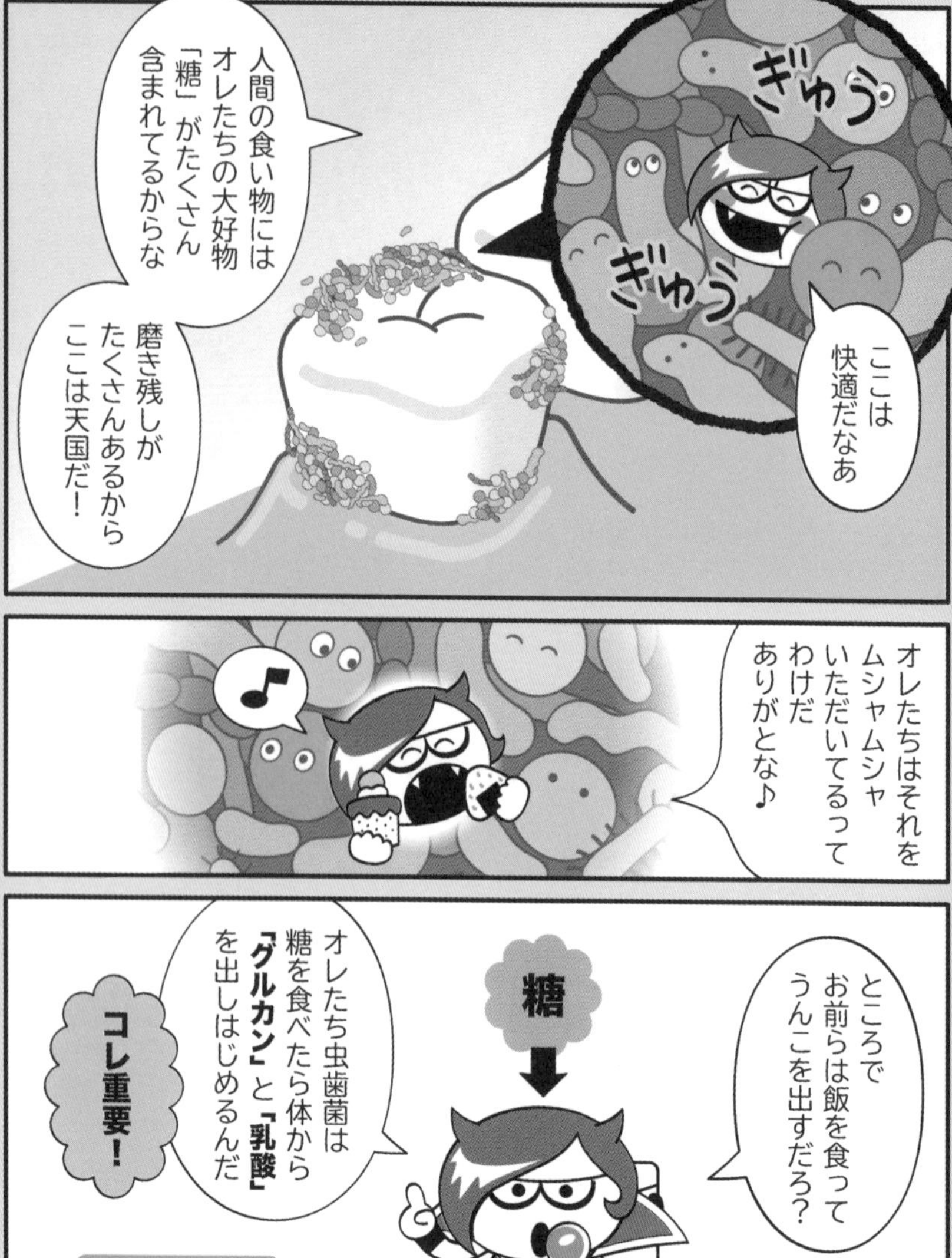
ぎゅう
ぎゅう
ここは快適だなあ
人間の食い物にはオレたちの大好物「糖」がたくさん含まれてるからな
磨き残しがたくさんあるからここは天国だ!
オレたちはそれをムシャムシャいただいてるってわけだありがとな♪
ところでお前らは飯を食ってうんこを出すだろ?
糖
オレたち虫歯菌は糖を食べたら体から**「グルカン」**と**「乳酸」**を出しはじめるんだ
コレ重要!
グルカン
乳酸

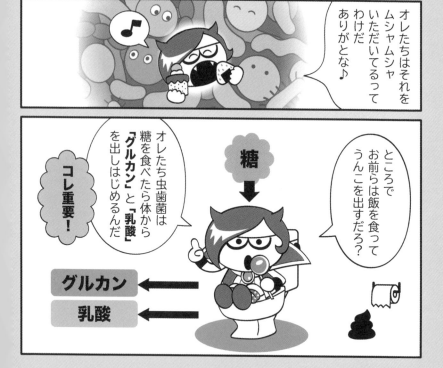

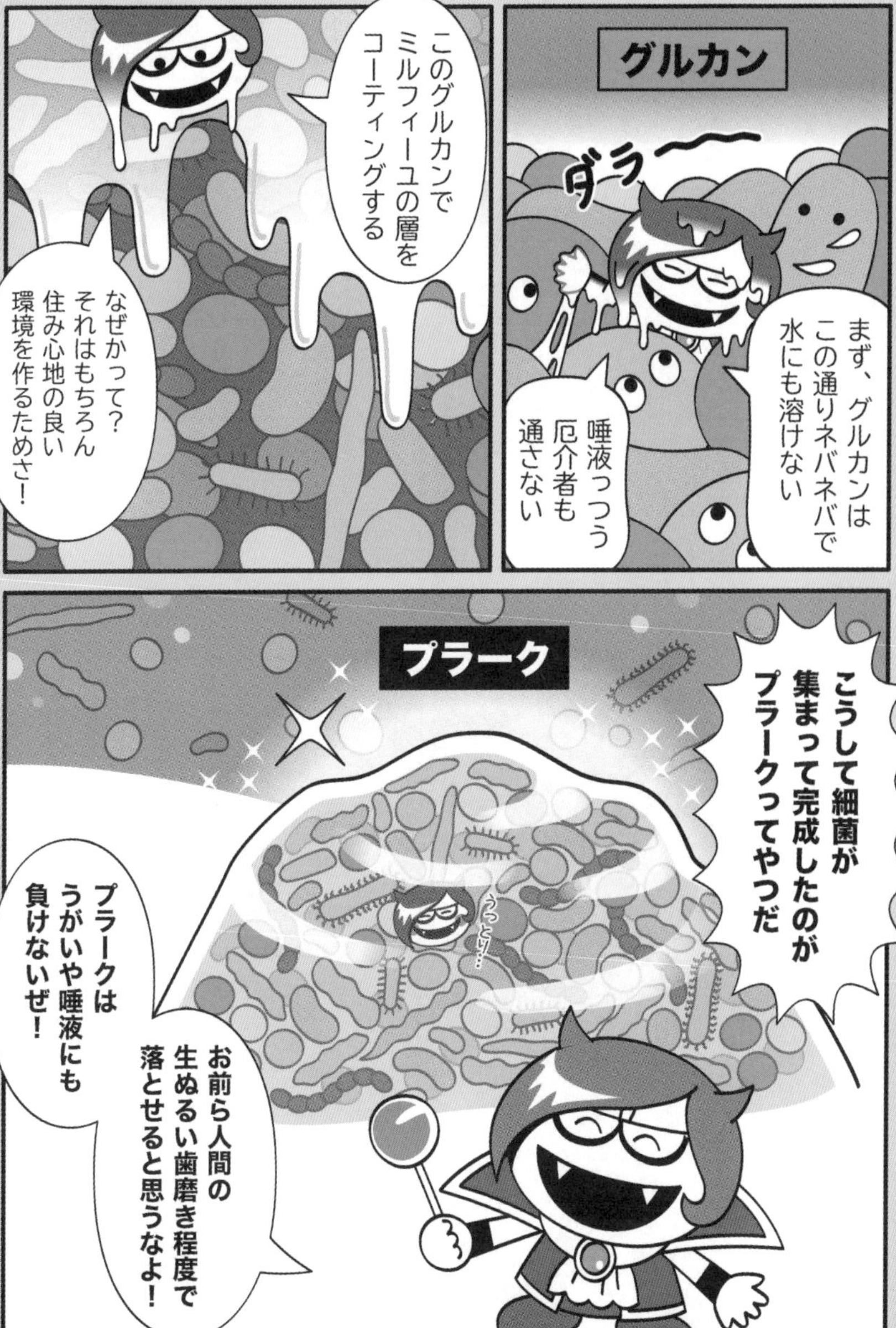
グルカン
ダラ〜〜〜
まず、グルカンはこの通りネバネバで水にも溶けない
唾液っつう厄介者も通さない
このグルカンでミルフィーユの層をコーティングする
なぜかって？それはもちろん住み心地の良い環境を作るためさ！
プラーク
こうして細菌が集まって完成したのがプラークってやつだ
うっとり…
プラークはうがいや唾液にも負けないぜ！
お前ら人間の生ぬるい歯磨き程度で落とせると思うなよ！

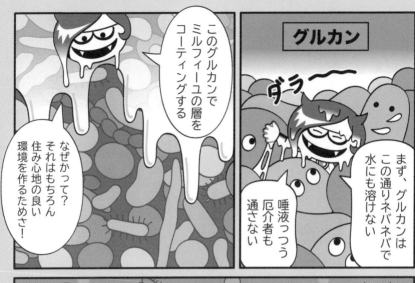

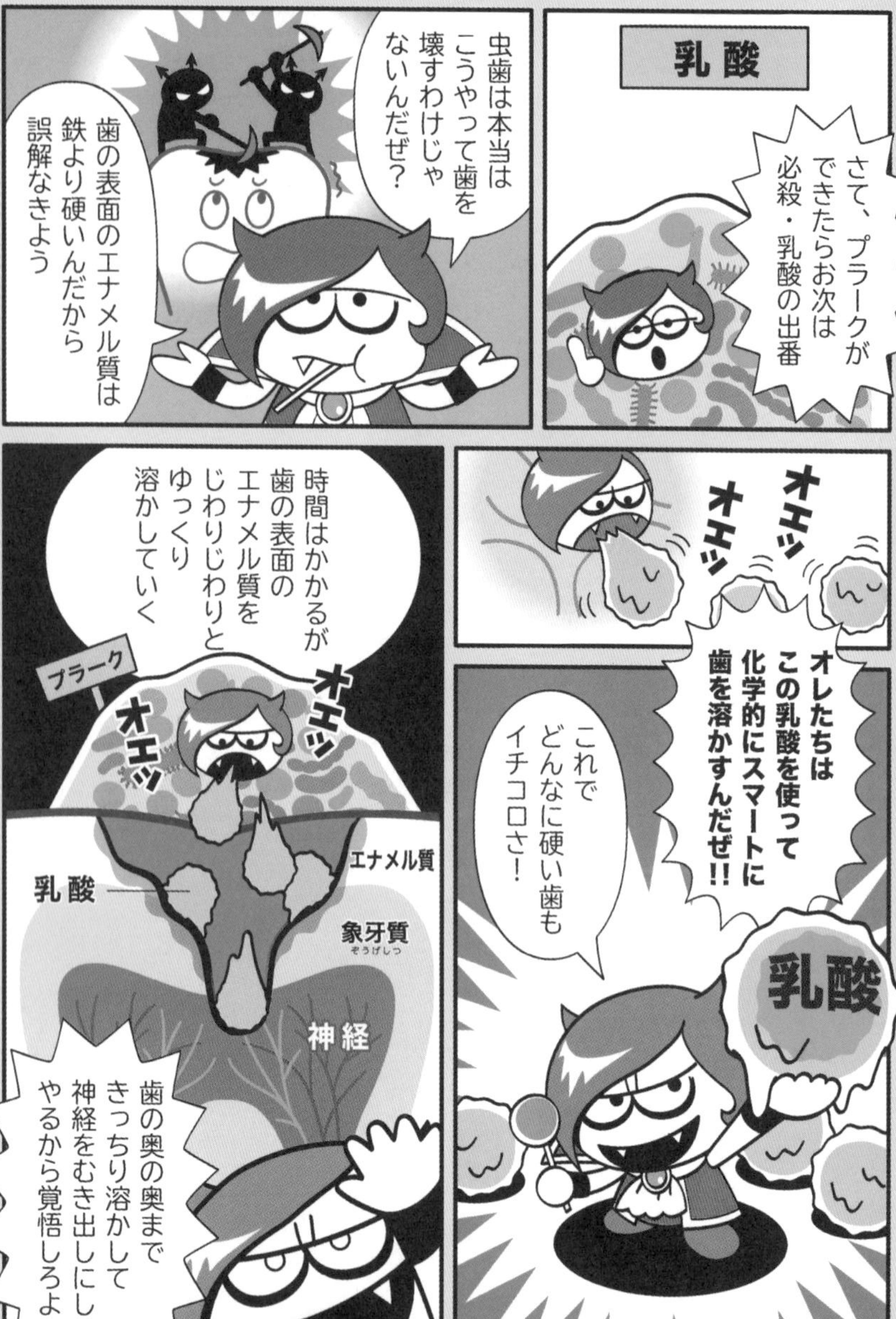
乳酸
さて、プラークができたらお次は必殺・乳酸の出番
虫歯は本当はこうやって歯を壊すわけじゃないんだぜ？
歯の表面のエナメル質は鉄より硬いんだから誤解なきよう
オエッ
オエッ
オレたちはこの乳酸を使って化学的にスマートに歯を溶かすんだぜ!!
これでどんなに硬い歯もイチコロさ！
乳酸
時間はかかるが歯の表面のエナメル質をじわりじわりとゆっくり溶かしていく
プラーク
オエッ
オエッ
エナメル質
乳酸
象牙質《ぞうげしつ》
神経
歯の奥の奥まできっちり溶かして神経をむき出しにしてやるから覚悟しろよ

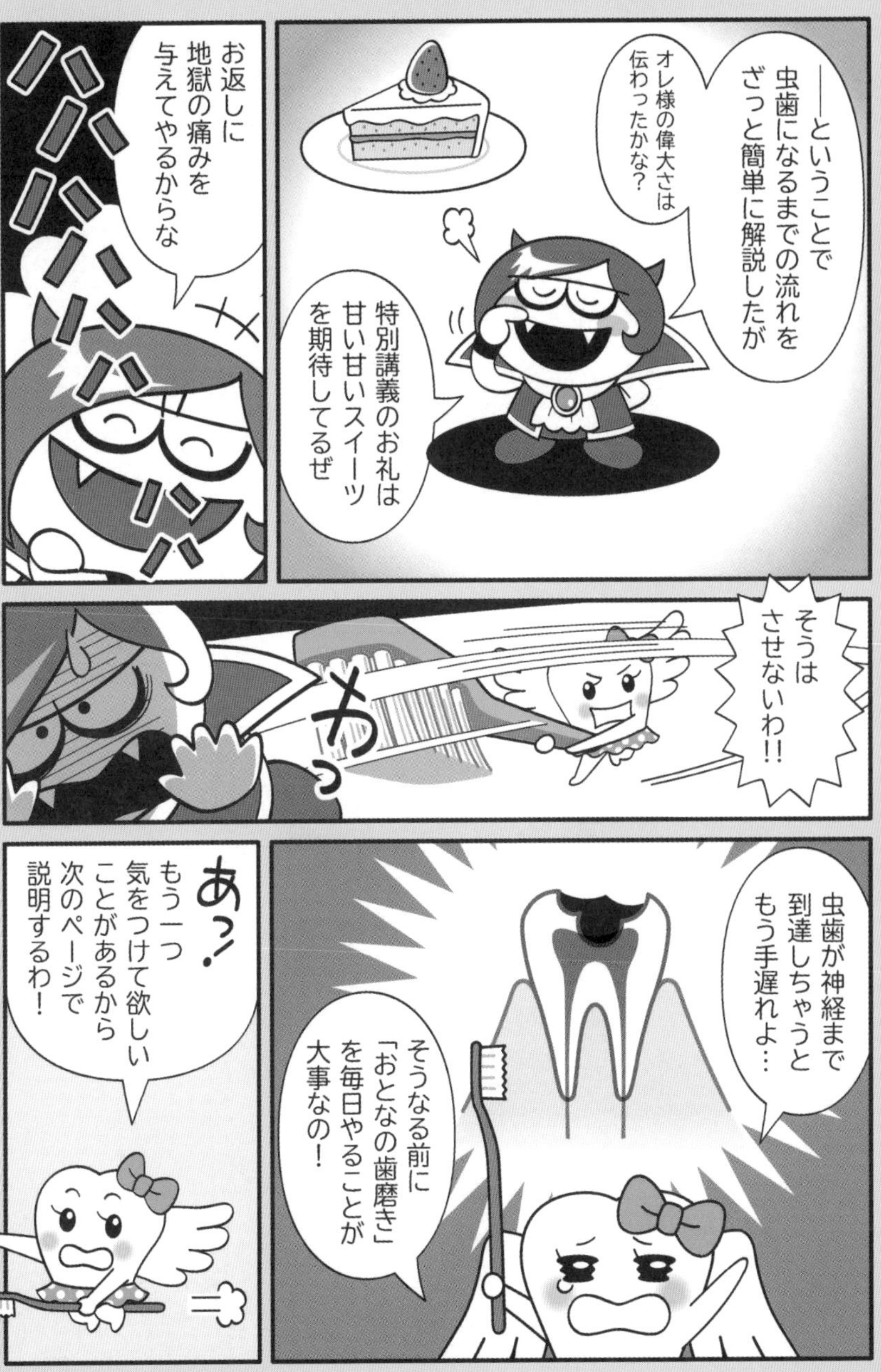
――ということで
虫歯になるまでの流れを
ざっと簡単に解説したが
オレ様の偉大さは
伝わったかな？
特別講義のお礼は
甘い甘いスイーツ
を期待してるぜ
お返しに
地獄の痛みを
与えてやるからな
ハハハハハハハハ
そうは
させないわ!!
メッ
虫歯が神経まで
到達しちゃうと
もう手遅れよ…
そうなる前に
「おとなの歯磨き」
を毎日やることが
大事なの！
あっ!?
もう一つ
気をつけて欲しい
ことがあるから
次のページで
説明するわ！

寝てる間に起きる口内の悲劇

ギリギリ、ギリギリ。深夜、寝室から響く音。

もうおわかりですね。そう「歯ぎしり」です。

これまでに虫歯になる仕組みを紹介しましたが、では、歯の表面に着いたプラークさえ落とせばいいのか。というと、話はそう簡単にはいきません。

虫歯菌というのは、目に見えないほど小さな菌なので、歯の小さな隙間《すきま》にだって入り込んでしまいます。

そして、多くの人が知らない間にプラークの居場所を作り出しているのが、歯ぎしりなのです。

歯ぎしりを続けていると、歯には様々な症状が現れます。

その代表的な症状と言えるのが「くさび状欠損《じょうけっそん》」

歯ぎしりをしているとき、歯には体重の2倍ほどの力をかけながら、ギリギリと歯を左右に動かします。このとき、もっとも圧力がかかるのが、歯の根元。本来、歯は横には動きません。そのため、横方向への圧力をかけ続けてしまうと、いずれは耐えられなくなり、歯を覆《おお》うエナメル質がパキッと欠けてしまうのです。

こうしてできるのが、歯の根元が欠けたくさび状欠損。この欠けた凹みはプラークにとって絶好の隠れ家となります。

また、エナメル質が欠けることで、神経への刺激を強く感じることになるため、冷たいものを飲んだら歯がしみる、いわゆる知覚過敏《ちかくかびん》などを起こしやすくもなります。

また、くさび状欠損以外にも、歯ぎしりによって、生み出される隠れ家はいくつかあります。

次のページで紹介している症状が少しでも出たときは、歯科医院に相談に行く事をおすすめいたします。

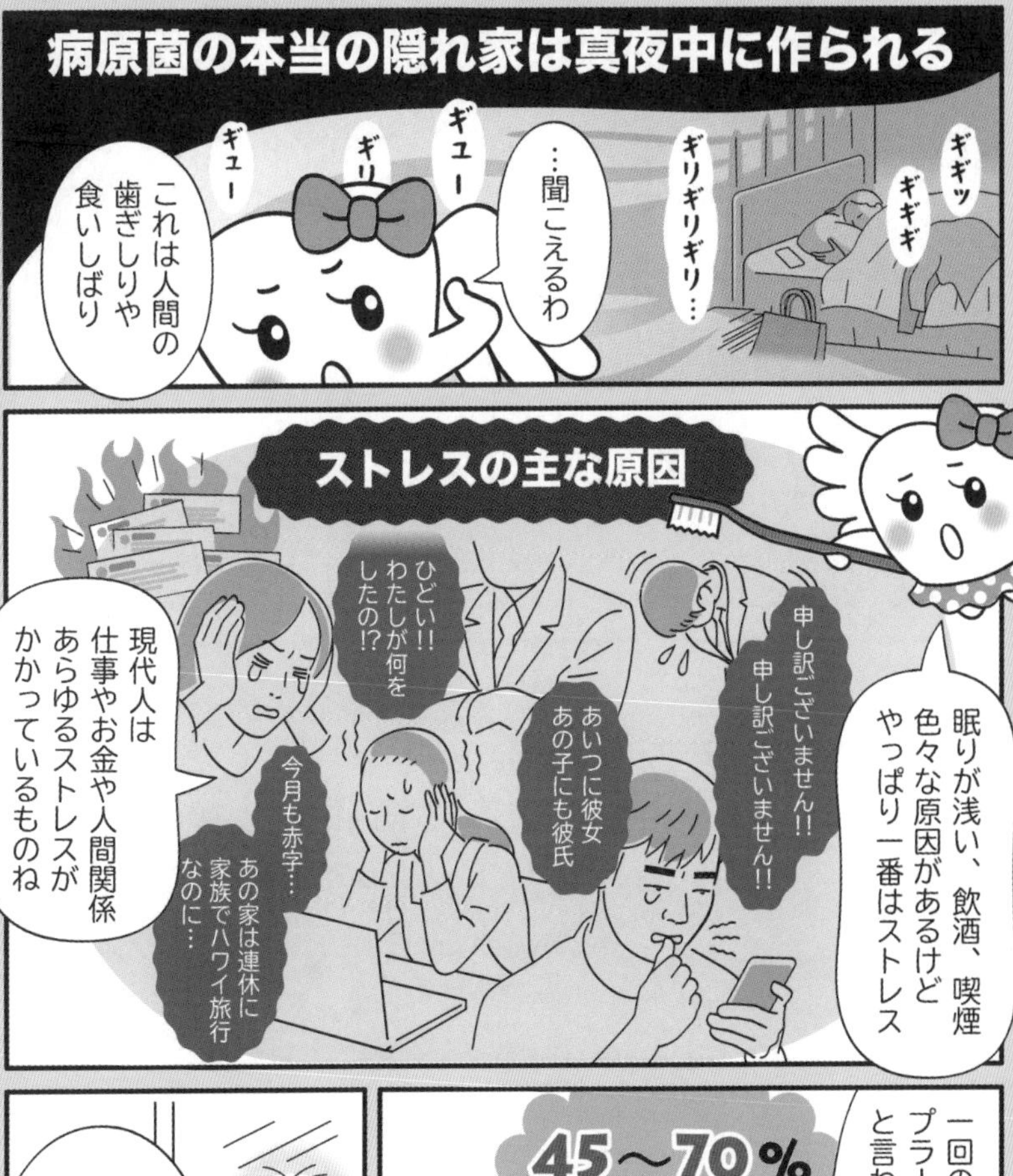
病原菌の本当の隠れ家は真夜中に作られる
ギギッ
ギギギ
ギリギリギリ…
…聞こえるわ
ギュー
ギリ
ギュー
これは人間の歯ぎしりや食いしばり
ストレスの主な原因
眠りが浅い、飲酒、喫煙 色々な原因があるけど やっぱり一番はストレス
申し訳ございません!! 申し訳ございません!!
あいつに彼女 あの子にも彼氏
ひどい!! わたしが何をしたの!?
今月も赤字…
あの家は連休に家族でハワイ旅行なのに…
現代人は仕事やお金や人間関係 あらゆるストレスがかかっているものね
一回の歯磨きで除去できるプラークの量は約45〜70% と言われているの
45〜70%
歯ぎしりで歯に隙間が増えると、磨き残しはますます除去しづらくなっちゃうわ
歯ぎしりを指摘されたりストレスが溜まってると思ったら、鏡で歯を確認してみて

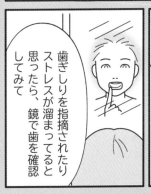

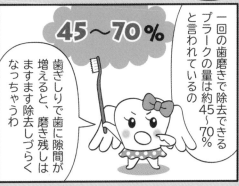

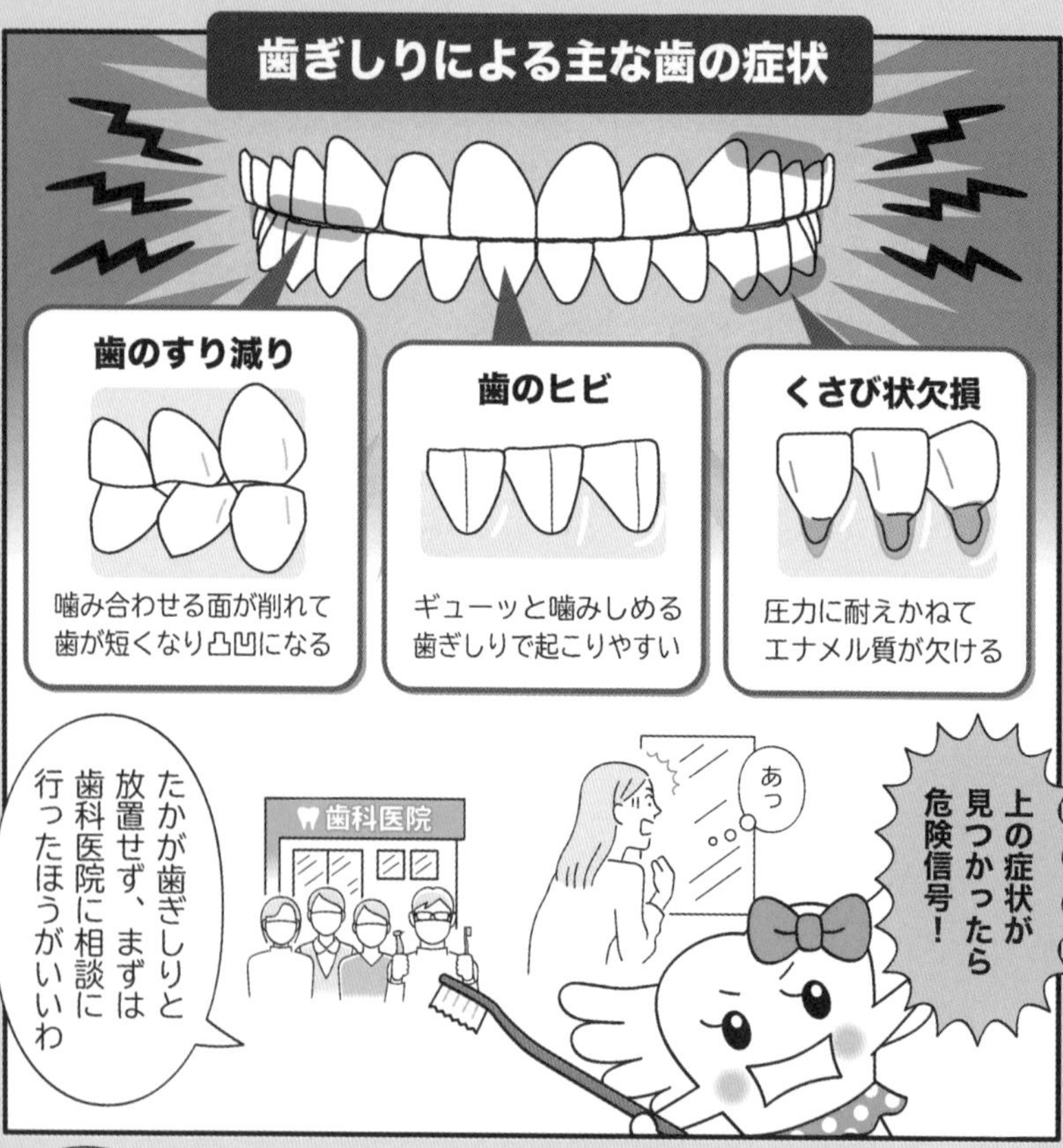
歯ぎしりによる主な歯の症状
歯のすり減り
噛み合わせる面が削れて
歯が短くなり凸凹になる
歯のヒビ
ギューッと噛みしめる
歯ぎしりで起こりやすい
くさび状欠損
圧力に耐えかねて
エナメル質が欠ける
上の症状が見つかったら危険信号！
あっ
歯科医院
たかが歯ぎしりと放置せず、まずは歯科医院に相談に行ったほうがいいわ

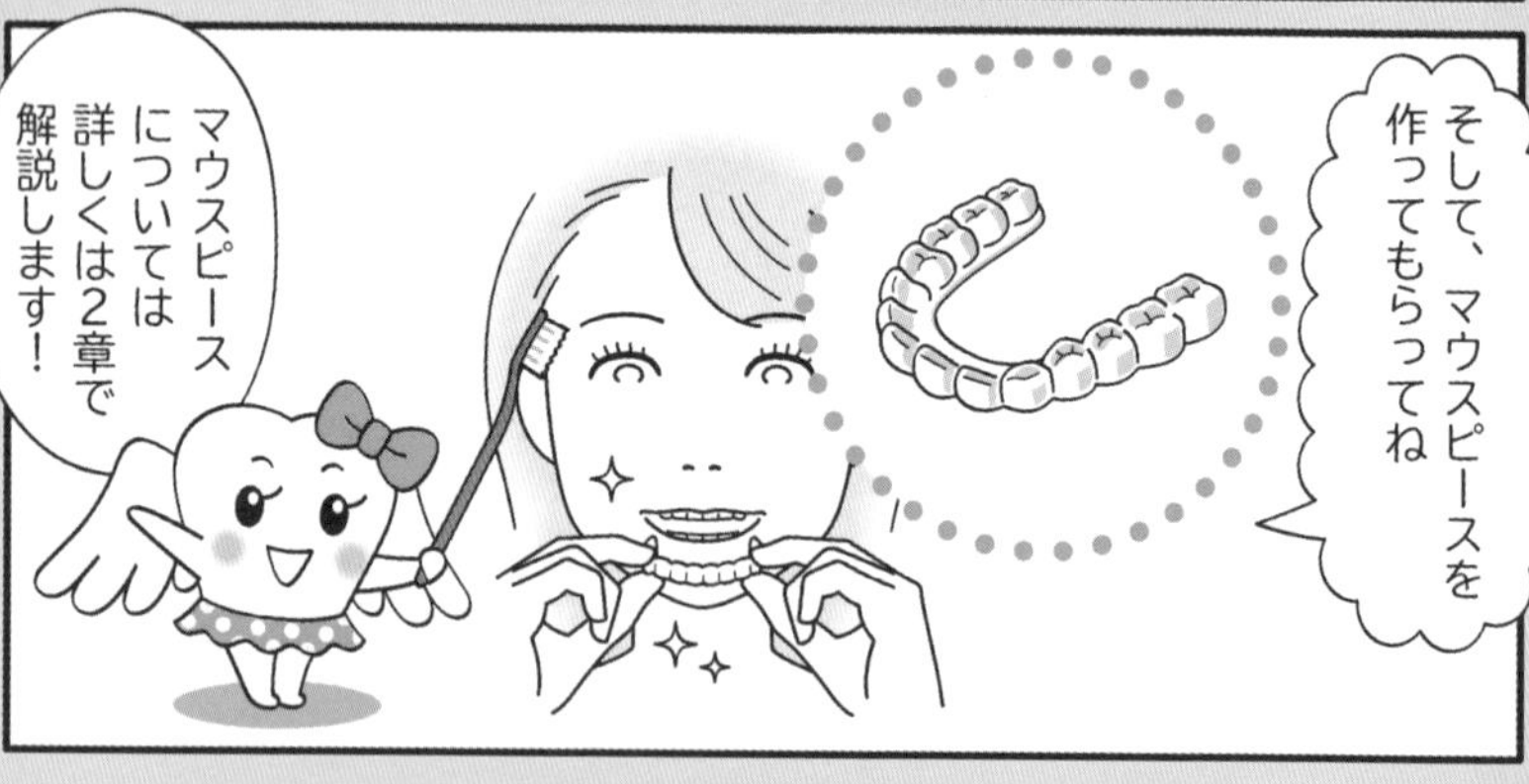
そして、マウスピースを作ってもらってね
マウスピースについては詳しくは2章で解説します！

一生虫歯を作らない4つの輪の法則

これまでの話で、虫歯になる仕組みはおわかりいただけたと思います。

そして、ここまで虫歯の理解を深めることで「どうすれば虫歯にならないのか？」も理屈でわかるようになります。

虫歯になるまでの流れをおさらいすると、虫歯菌が歯の表面に定着する→糖を食べてどんどん数を増やす→乳酸を出す→乳酸が歯を溶かす＝虫歯になる。

と、このようになります。つまり、この流れを断ち切るようにしていけば、自ずと虫歯はなくなっていくのです。

断ち切るポイントは4つ。

①菌の定着防止
②糖の摂取
③時間
④歯の性質

となります。

これら4つのポイントを図で示したのが次のページにある「カイスの輪」です。この4つの輪、すべてを断ち切れば、虫歯にはなりません。ですから、次ページのイラストで示したことを意識しながら、歯磨きをおこないましょう。これだけでも、歯磨きに対しての真剣さが強まり、カイスの輪を作らない歯磨き。すなわち、二度と虫歯で悩まされることのない人生を送ることができます。

カイスの輪大解剖！

虫歯の原因を４つの輪で表した
その名もカイスの輪。
この輪をすべて断ち切れば、
虫歯知らずの人生が
あなたを待っています。

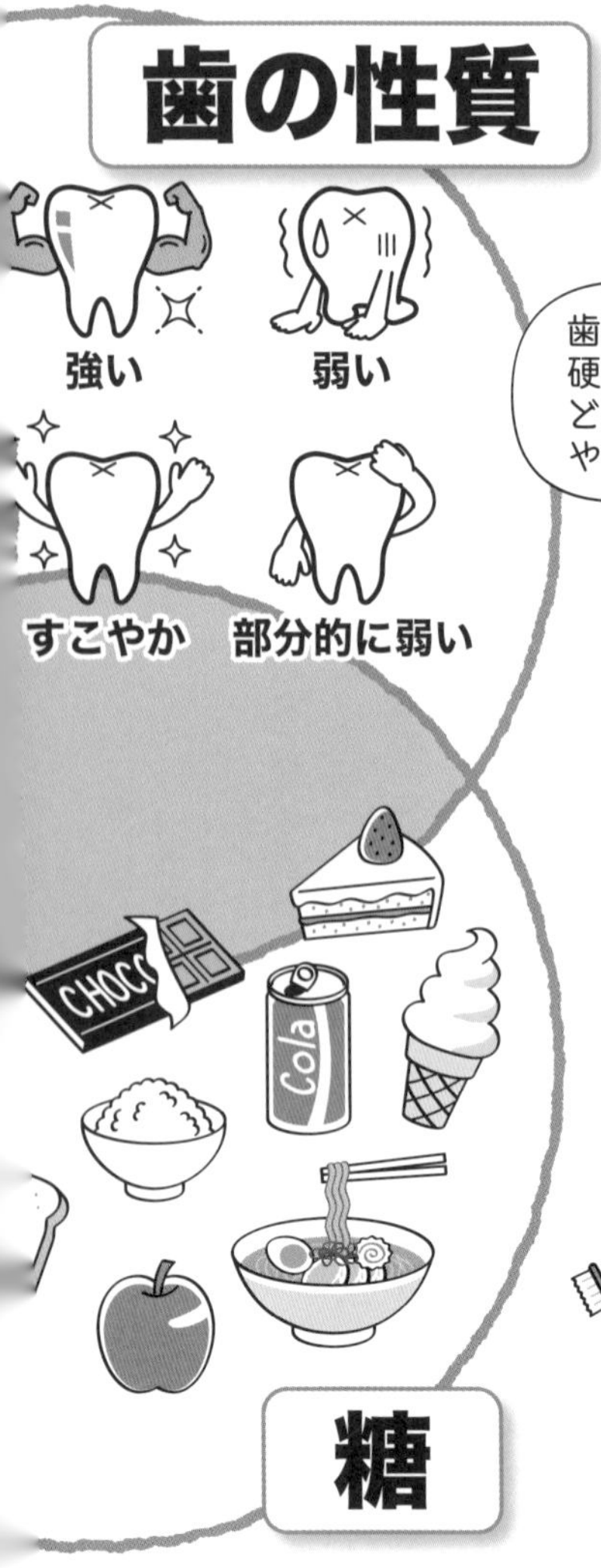
歯の性質
強い
弱い
すこやか
部分的に弱い
CHOCO
Cola
糖

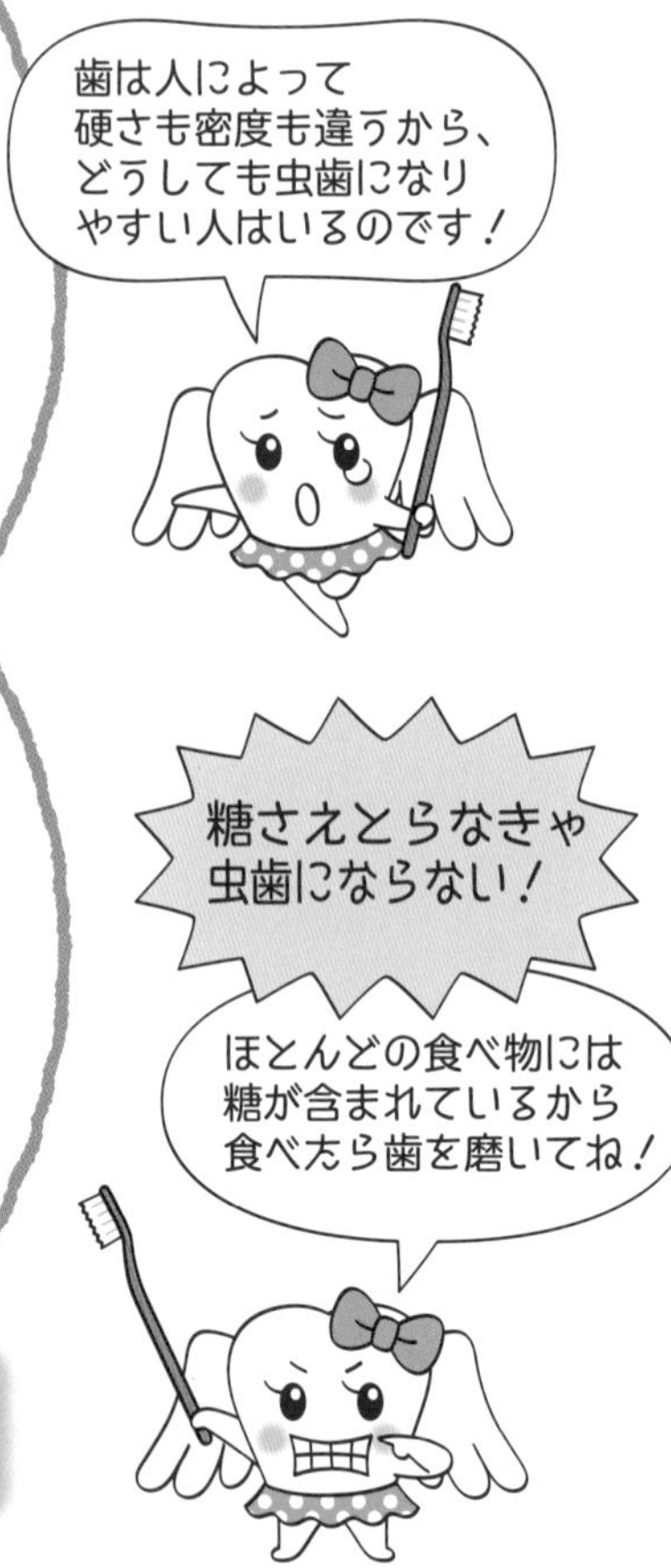
歯は人によって
硬さも密度も違うから、
どうしても虫歯になり
やすい人はいるのです！
糖さえとらなきゃ
虫歯にならない！
ほとんどの食べ物には
糖が含まれているから
食べたら歯を磨いてね！

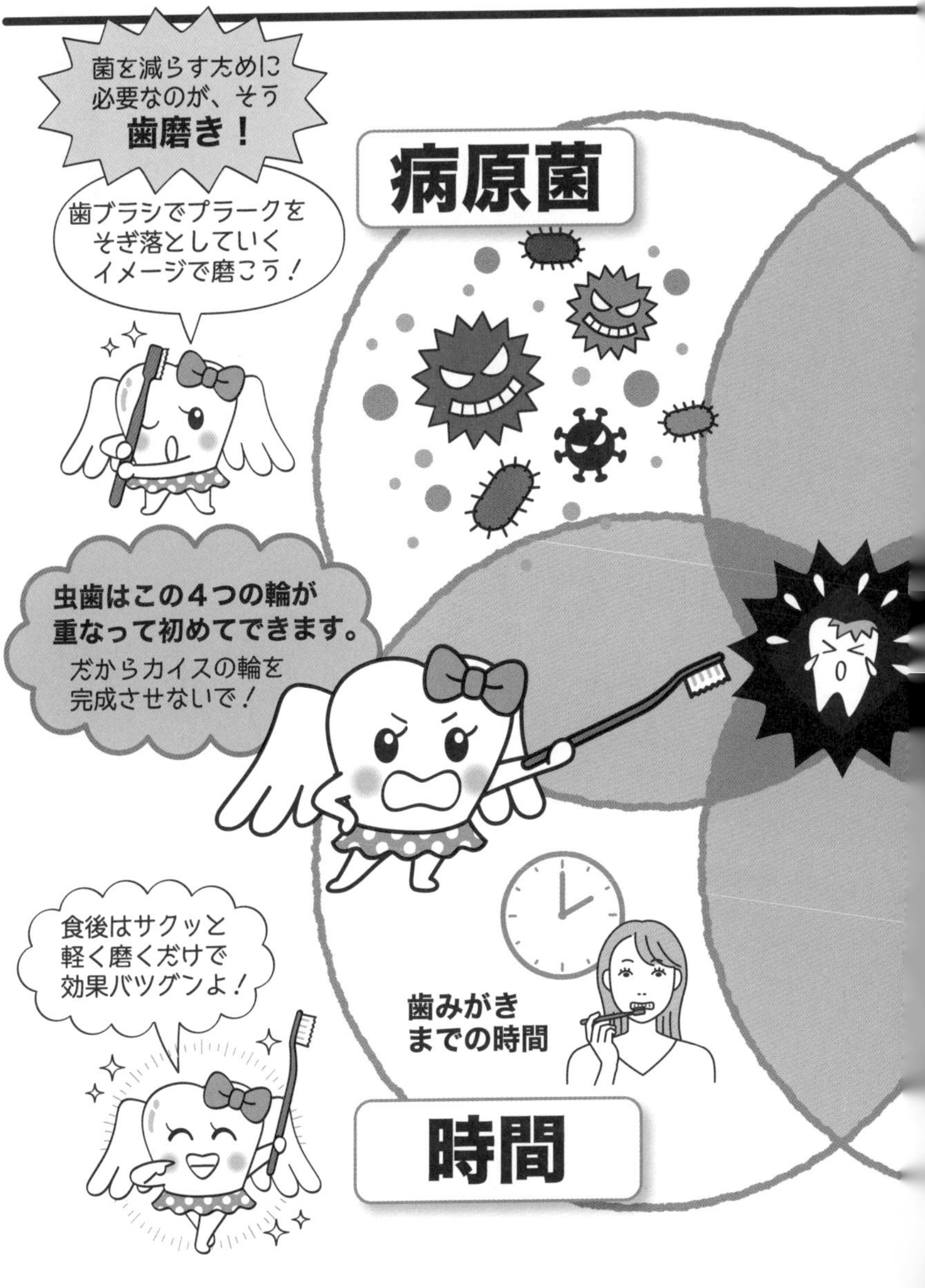
菌を減らすために
必要なのが、そう
歯磨き！
歯ブラシでプラークを
そぎ落としていく
イメージで磨こう！
病原菌
虫歯はこの４つの輪が
重なって初めてできます。
だからカイスの輪を
完成させないで！
食後はサクッと
軽く磨くだけで
効果バツグンよ！
歯みがき
までの時間
時間

歯周病の仕組みを知る

歯周病菌という名の悪魔

虫歯の恐怖とはもう、お別れできました。

でも、これで終わりかというと、そうではありません。むしろ、ここからが「おとなの歯磨き」の本番。

口内に潜《ひそ》む、最大の恐怖。それが歯周病です。

じつは、現代人は、ほぼ全員が歯周病に侵《おか》されています。そして、ストレス、現代食、加齢など、様々な要因で進行していきます。

口臭に悩む人も多いとは思いますが、その原因も歯周病菌です。

さらに、歯周病菌は、歯周ポケットと呼ばれる場所に多く繁殖していますが、歯周ポケットにしっかりアプローチして磨くという人は、ほとんどいないと思います。

そのため、やはり歯周病菌も安全地帯の中でぬくぬくと過ごしながら、人体に悪影響を及ぼしていくのです。

しかも、恐ろしいことに、歯周病は自覚症状なく進んでいきます。

そして、歯周病に気づいたときには、すでに歯茎《はぐき》の腫れや痛みを繰り返し、やがて歯が抜けそうになり、ここでようやく歯周病を自覚する。という人も多いのです。

この自覚なく進行するというのが歯周病の恐ろしさなのですが、歯周病の進行は、歯周ポケットだけにとどまらず、体全体に悪影響を及ぼすようになっていくのです。

その影響は最悪、死に至ることすらあります。

大げさに聞こえるかもしれません。でも、これが歯周病の真実です。

だからこそ、しっかりと対処していきましょう。

ちなみに、長い間、歯科医をしていた経験上「これまで虫歯なんてなったことがないの」と歯に自信を持っている人ほど、年を重ねたときに歯周病が進行しやすくなっているように感じます。

ですから、歯に自信がある人でも油断をしないでください。

虫歯菌と同様、歯周病菌をゼロにすることはできません。つまり、現在、歯周病の症状が出ていない人でも、間違いなく歯周病菌のキャリアにはなっているのです。なにしろ歯周病は、世界でもっとも蔓延《まんえん》している病気としてギネスブックにも載っているくらいです。

そこで、今一度、気を引き締めて、歯周病に対処していきましょう。

歯周病菌の住まい探し

本当は怖いのに、その正体を知らない人が多い歯周病。

この病気の怖さは、どのように歯周病が進行していくかを知ることでわかっていただけます。

歯周病を生み出しているのは、その名の通り「歯周病菌」です。歯周病菌は20種ほど存在していますが、本書ではすべて「歯周病菌」で統一して説明していきます。

歯周病菌も虫歯菌と同様、生まれたときは口の中に存在せず、両親などから感染していくのですが、幼い頃から活発に働く虫歯菌と違い、歯周病菌は16歳くらいから、急激に増えると言われています。また、歯周病菌は舌に集まりやすく、そこから歯に定着するというルートを辿《たど》ると考えられています。

そのため、舌磨きも歯周病対策になるため、3章で詳しく説明します。

さて、舌を経由し、歯へと定着する歯周病菌ですが、このとき定住先が虫歯の説明でも散々出てきたプラークです。

プラークの外では、歯周病菌はさほど活躍しません。しかし、いざプラークの中に入り込むと、その数をどんどん増やし、人体に悪影響をもたらす活動を開始します。

なぜ、歯周病菌はプラークの中で活発になるのか。

それは、歯周病菌が嫌気性《けんきせい》という特徴を持つ菌だからです。嫌気性とは、読んで字のごとく、空気が嫌いな性質のこと。

そのため、歯周病菌は、空気に触れている間はそれほど繁殖しません。しかし、空気が入る隙間がないほど菌で密集しているプラーク内は、歯周病菌の嫌いな空気がグッと少なくなります。こうして安住の地を手に入れた歯周病菌は安心して繁殖し始めますが、口内にはさらに空気が入りづらい場所があります。

それが歯と歯茎の間にある2ミリほどの隙間、歯肉溝《しにくこう》です。ここにプラークが入り込むと、より空気は少なくなります。歯周病菌はアミノ酸をエサにしていますが、歯肉溝には「歯肉溝浸出液」というものが浸み出ていて、そこにアミノ酸が含まれているため、エサにも困らないのです。

こうして、最高の住処とエサ場にたどり着いた歯周病菌は、どんどん繁殖し、歯肉溝内を制圧していきます。この段階で歯茎は腫れ、歯肉溝が大きく広がり、歯周ポケットと呼ばれるようになり、この段階で歯肉炎と診断されます。

しかし、ここで終わらないのが歯周病菌の恐ろしいところ。

ここから、本格的に人体と歯周病菌の戦いの火蓋《ひぶた》が切って落とされ、様々な害へとつながっていくのです。

こうして始まる人体と歯周病菌の戦い

人体には、異物と戦うための免疫機能が存在します。様々な外敵を倒すための抗体、体の温度を上げ外敵を殺す発熱など、数々の体を守る仕組みによって、我々の健康は維持されています。

「炎症」誰もがこの言葉を聞いたことがあるでしょう。言葉だけ聞くと悪いことのように思いますが、これは代表的な免疫反応の一つで、外敵が侵入してきた箇所や傷ついた箇所に血液を集めることで、免疫細胞を送り込み、戦いを有利に進めていきます。

歯茎で起こる戦いでも、当然この炎症反応が起こります。先ほど紹介した歯肉炎とは、まさにこのような流れで起こっているのです。

軽い歯肉炎であれば通常の免疫反応で治癒していくので心配ありません。しかし、ここに、食生活の乱れ、ストレス、加齢が加わることによって、免疫細胞と歯周病との戦いは、歯周病が優位に立ってしまい、皆さんの体はどんどん蝕まれていきます。

歯茎が腫れ、歯肉溝は歯周ポケットとなり、どんどんポケットが広がっていく。

こうして、歯周病は進行していくのですが、歯周病の初期、中期ともいえるこの状態だと、むず痒《かゆ》いなど些細《ささい》な違和感が出る程度で、自覚症状はありません。そのため、多くの人が知らぬ間に歯周病を進行させてしまうのです。

自覚なく進行を進めるということから、歯周病には「静かなる殺し屋《サイレントキラー》」という異名が付けられているのですが、もう1つ、歯周病には困った特色があり、歯周病を生み出す歯周病菌が、他の菌と比べると、段違いの強さを持っているということ。そこで、次は歯周病菌の強さについて紹介していきます。

歯周病菌に免疫細胞が勝てない理由

歯周病菌の強さ。その秘密は、最強のマントと牙にあります。

まずはマント。歯周病菌が歯周ポケットから体内に入り込むと、体は当然、歯周病菌を異物だと認識します。そのため、炎症反応を起こすのですが、歯周病菌の持つ「莢膜《きょうまく》」という名のマントは、免疫細胞の攻撃から身を守るだけでなく、免疫細胞から敵として認識されずらくするというステルス性も持っているのです。

そして牙。歯周病菌は、ジンジパインと呼ばれる酵素《こうそ》を作り出します。この酵素はタンパク質分解酵素で、たとえば、肉をヨーグルトに漬ける、パインで挟むなどで柔らかくするなど、タンパク質分解酵素は、料理にも応用されることも多いのですが、これが人体というタンパク質の塊の中に入ってしまうのですから大変です。

しかも酵素の中でも、ジンジパインの酵素はかなり強力です。肉がタンパク質なら、それを形作る細胞だってタンパク質。つまり、この牙は、免疫細胞そのものに攻撃をすることもできるのです。さらに、攻撃性の高い一部の歯周病菌は人の血液が大好物。まるで吸血鬼のような性質を持つこの歯周病菌は、体内でさらに増殖していきます。

ただでさえ、マントと牙でなかなか倒せないのに、拍車をかけるように増殖速度も上がる……。

そのため、免疫細胞は終わることのない戦いを強いられることになるのです。そして、戦っている間は、炎症反応が起こり続けます。

この長期に渡る炎症反応により、歯周病は歯肉炎だけに留まらず、数々の悪影響を及ぼし始めるのです……。

歯が抜け落ちるまで……　崩壊へのカウントダウン

歯周病と聞いて、最終的には歯茎がボロボロになって歯が抜け落ちる。と考える人も多いと思いますが、まさにそのとおりで、これは、歯周病による炎症の最終局面です。

まず、なぜ歯が抜けるのかというと、歯槽骨《しそうこつ》という歯を支える骨が減っていき、70～80％ほど、減ってしまうと歯を支えられなくなり、抜け落ちてしまうのです。

炎症で骨が減る？　不思議に思う人もいるかもしれませんが、これが長期化する炎症の恐ろしさなのです。

普段、意識することはありませんが、骨は、常に壊れては生み出され、破壊と生成を繰り返しているのです。

骨を破壊するのが破骨《はこつ》細胞。そして、骨を生成するのが骨芽《こつが》細胞と呼ばれる細胞で、この2つの細胞がバランス良く働くことで、骨は現状の形を維持するのですが、炎症が長期化すると、破骨細胞の働きが強くなってしまいます。

歯周炎が起きると、マクロファージという悪い菌を食べる役割を持つ免疫細胞が出現しますが、彼らは、場所によって様々な形態に変化します。歯は、歯槽骨という骨によって支えられていますが、この近くにいるマクロファージは、破骨細胞へ変わってしまうのです。

前にも書きましたが、歯周病は自覚症状がなく、歯周ポケットにアプローチする歯磨きをしなければ、歯周病菌を追い出すこともできません。

そのため、炎症は何十年も続き、その間、破骨細胞は歯槽骨を破壊し続けます。そして、とうとう歯が抜け落ちていくのですが、ここでようやく歯周病の自覚症状が現れます。

歯周病の後期にあたるこの段階では、歯が揺れて痛い、噛みしめるたびに痛い。と、生活の中、とくに食事のたびに激しい痛み、それこそ地獄のような痛みを感じることになります。

残念なことに、この段階まで到達してしまっては、もはや手遅れ。破骨細胞によって壊された骨が再生することはないので、歯科医院に行っても、入れ歯を作るしかありません。しかも、骨が残されてないので、ぴったりと合う入れ歯を作ることができず、すぐに、外れてしまうような入れ歯になってしまうのです。

しかし、ここで終わりではありません。この痛みに鞭《むち》打つように、体の様々な場所で歯周病菌は害を撒《ま》き散らしているのです。

そして始まるWの悲劇

これまでは、口内における歯周病の症状悪化について紹介してきましたが、ここで終わらないのが、歯周病の本当の怖さです。歯周病の影響は口内だけでなく、身体にも現れ始めます。

まず、歯周病により引き起こされる代表的な病気が、糖尿病です。

本来であれば炎症が起きると、その場所に免疫細胞が集まり、入り込んだ敵と戦い菌を倒していきますが、相手は最強の歯周病菌であるため、なかなか倒すことができずに歯茎の炎症は慢性化します。

そもそも炎症では、マクロファージなどから生まれる「炎症性サイトカイン」という物質が放出されます。サイトカインは細胞に情報を伝達する「情報伝達物質」と呼ばれ、多くの炎症性サイトカインは、免疫細胞を活性化させる情報を送ります。このように体内にとって非常に重要な役割を担《にな》っているものではありますが、薬も飲みすぎれば毒になるように、炎症性サイトカインも歯周病菌によって慢性的に放出され続けると、体にとって毒となる影響も及ぼします。

また、食事などで血液中の糖が多くなると、インスリンという物質を放出し、血中の糖を取り込み、エネルギーへと変えてくれるのですが、炎症性サイトカインはインスリンの働きを妨げる作用を持っています。

こうして、血液中の糖が減りづらくなり、血糖値が高くなってしまい、糖尿病と診断されてしまうのです。

また、糖が血液に残ることにより、血液がドロドロになり、免疫細胞もドロドロの血液の中で動きが鈍くなり免疫力が低下します。

そのため、歯周炎が慢性化し、炎症性サイトカインが放出され続けることで、体内のインスリンの働きも妨げられ続け、それが結果的に糖尿病の誘発へと繋がってしまうのです。

高血糖の状態が続いてしまうと、数多くの悪影響を及ぼします。代表的なところでは、体の末端《まったん》の血管が機能せず、四肢《しし》のしびれや麻痺などに繋がり、末端だけでなく、主要な血管にもダメージを与えてしまうため、心筋梗塞や脳梗塞など、血管事故と言われる症状も引き起こしやすくなってしまいます。

体というのは、1つの臓器が独立して動いているわけではなく、すべてが連動して動き、皆さんの体を健康に保っているのです。歯周病は、その名の通り、歯の周りの歯肉で起こっている炎症です。しかし、この一部で起こった異常でも、放って置くと、やがてその影響は体全体に広がり、さまざまな病気を引き起こすきっかけになってしまうのです。

病気を引き起こす流れは、次のページで紹介しているので、そちらもご参照ください。

多くの健康情報が世に溢れ、多くの人が健康に留意《りゅうい》した生活を送ってはいるのが現状です。これはとても素晴らしいことではありますが、健康に生きるのならば、虫歯菌、歯周病菌の駆除《くじょ》は絶対におこなわなければいけません。

ご自身の健康のためにも、今までの健康意識に、もう1つ歯磨きのアップデートをしていきましょう。

歯周病がもたらす様々な障害

歯周病の影響は歯茎だけにとどまらず全身に現れます。しかし、これらの病気になっても、医師から歯周病を指摘されることはありません。

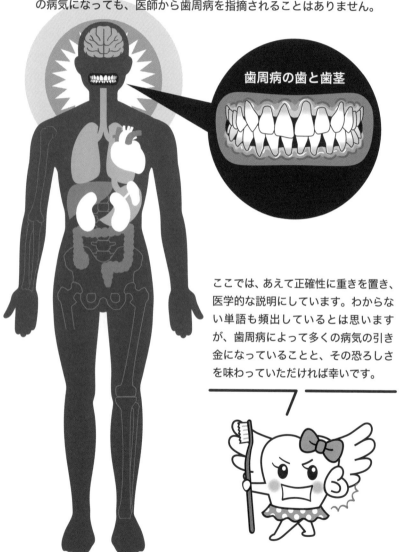

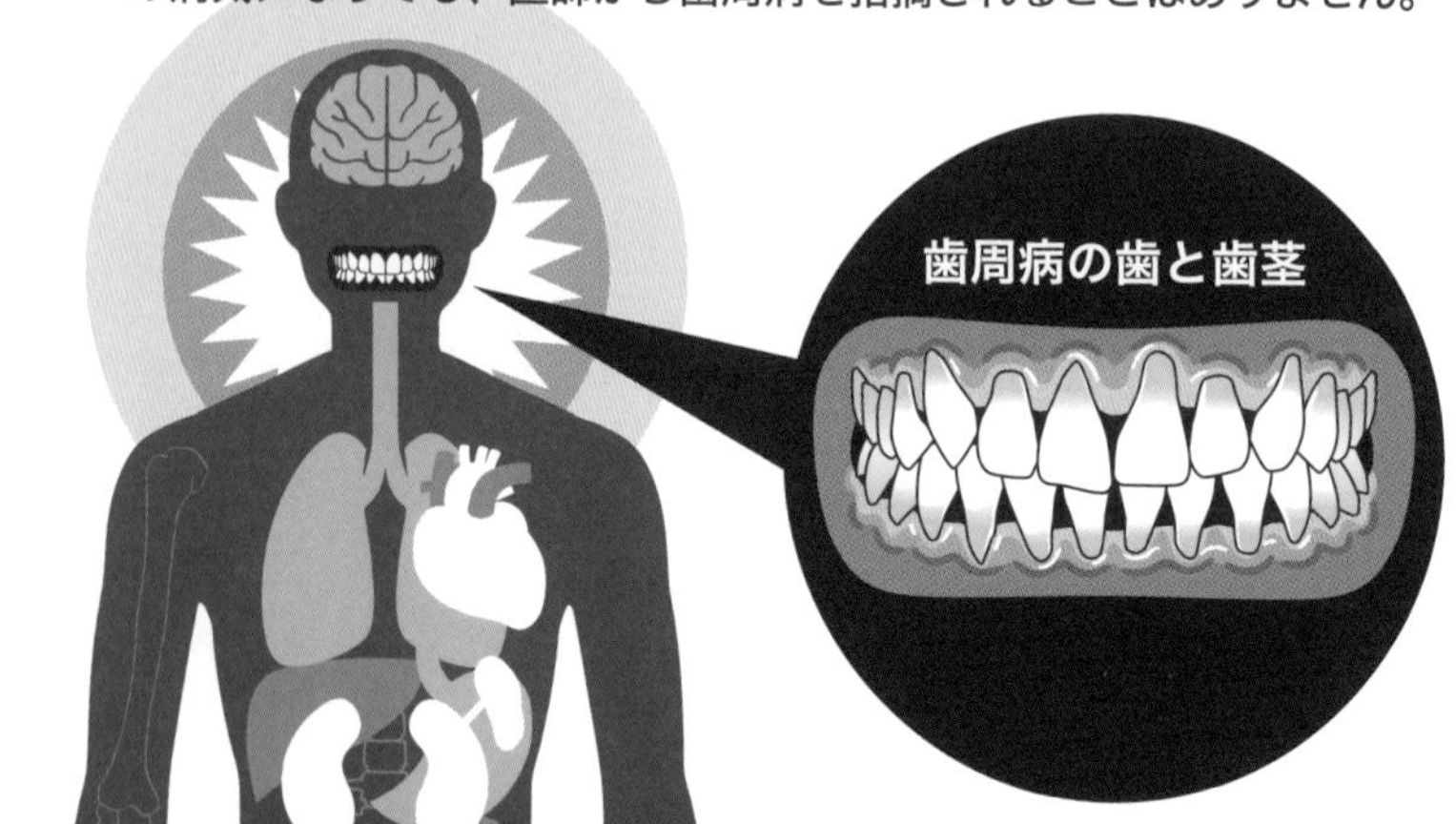

ここでは、あえて正確性に重きを置き、医学的な説明にしています。わからない単語も頻出しているとは思いますが、歯周病によって多くの病気の引き金になっていることと、その恐ろしさを味わっていただければ幸いです。

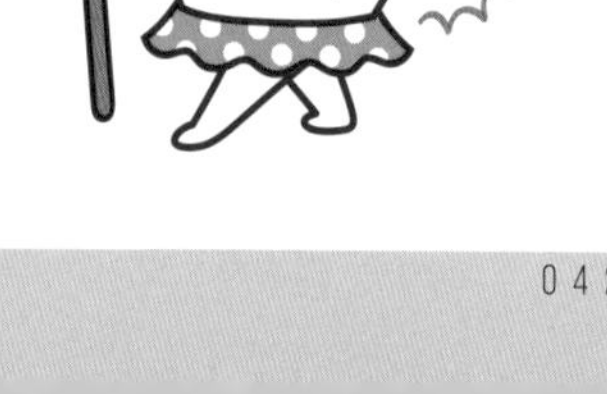

歯周病の「炎症」がつくる病気

- 糖尿病
- 早産・未熟児出産
- 関節リウマチ

「歯周病菌」も原因となる病気

- 誤嚥性肺炎
- 細菌性心内膜炎（心臓病）
- 脳梗塞
- 心筋梗塞
- 末梢動脈疾患
- アルツハイマー型認知症

歯周病との関連が示唆されている病気

- 骨粗鬆症
- 胃炎、大腸炎
- 湿疹
- うつ
- 肥満

歯周病との因果関係によって起こる様々な病気

・糖尿病

血液中の糖を細胞に取り込み、血糖値を下げるホルモンをインスリンといいます。ところが、歯周病により、炎症性サイトカインTNF-αが産生されると、インスリンの働きが阻害されます。そのため、血液中の糖が細胞に取り込まれず、高血糖になります。さらに、血中の大量の糖のせいで、血液はドロドロ、免疫細胞の動きが悪くなり免疫力も下がり、歯周病も治りにくくなる負のスパイラルに入ります。

・早産・未熟児出産（歯周病はタバコや飲酒の7倍早産の危険性を高める）

歯周病菌の一種であるプレボテラインターメディアのエサは、女性ホルモンによく似ています。妊娠時は、女性ホルモンが歯肉溝に移行するので、プレボテラインターメディアは爆発的に増えます。そのため妊娠性歯肉炎が起こり、赤血球などのエサが増えるので、他の歯周病菌も増殖し、さらに炎症がひどくなります。すると、炎症性サイトカインに誘導される大量のプロスタグランジンが産生されます。プロスタグランジンには陣痛促進作用があり、未熟児でも陣痛がおこるので、早産や低体重児出産の原因となってしまうのです。ちなみに、子宮を収縮させる作用のあるプロスタグランジンは、陣痛促進剤として利用されています。

・関節リウマチ

関節リウマチは、免疫細胞が、自分の細胞を異物（敵）として攻撃し、炎症と組織の破壊を起こす自己免疫疾患の側面があります。なぜ免疫細胞が、関節を攻撃するのかというと、歯周病菌が、PADという酵素を使い、アルギニンというアミノ酸をシトルリンという物質に変えることにより起こります。古代ギリシャのヒポクラテスは、「歯を抜くと関節がよくなる」と言っていますが、これは歯周病菌がいなくなるからと考えられます。

・誤嚥性肺炎《ごえんせいはいえん》

誤嚥性肺炎は、年齢を重ねるたびに死亡率が高くなる疾患で、介護施設での死因の第1位です。口内の細菌が、気管から肺に流れていくことが原因です。夜寝ている間に、歯周病菌を多く含む多種類の病原菌が、だらだらと喉から気管に流れていくことや、起きている時も、誤まって気管に飲み込む、いわゆる誤嚥することによって発症します。

・細菌性心内膜炎《さいきんせいしんないまくえん》

虫歯の神経への到達や、歯周病の歯肉破壊により、細菌が血管に入ります。細菌は、血流に乗り心臓に届き細菌性心内膜炎の原因となります。細菌性心内膜炎の症状は、倦怠感《けんたいかん》、疲労感、発熱などで、原因菌は、プラーク中のミュータンス菌（虫歯菌）や、歯周病菌も多数認められています。

・血管の病気（心筋梗塞《しんきんこうそく》、脳卒中《のうそっちゅう》、虚血性心疾患《きょけつせいしんしっかん》、末梢動脈疾患《まっしょうどうみゃくしっかん》など）

歯周病は、血管に炎症をひきおこします。歯肉の毛細血管は、全身の血管につながっていているので、炎症物質と歯周病菌自体も血流に乗って全身の各所で炎症を引き起こします。たとえば、心臓の毛細血管で歯周病菌が炎症を起こすと、その腫れの分、血管が狭くなります。すると容易に血管が詰まる血管事故が起こりやすくなるわけです。このように歯周病菌は、全身の血管に作用し、血管炎症と血栓傾向を増強し、心筋梗塞、脳卒中、虚血性心疾患や末梢動脈疾患（バージャー病など）の増悪が考察されています。

・アルツハイマー型認知症の促進

アルツハイマー型認知症は、脳内にアミロイドβというタンパク質がたまり記憶障害につながると言われていますが、歯周病菌による炎症反応で脳内のアミロイドβも増えます。最新の研究では、歯周病菌（ジンジバリス菌）が分泌するタンパク質分解酵素が、脳内で神経変性を起こすことがわかっています。

また、歯数は、記憶細胞の消失に明確な関連があり、歯数が多いと脳の記憶細胞が残っていることが判明しています。アルツハイマー型認知症の人は、歯数が少なく、歯周病の進行によって歯が抜け落ちることによる因果関係が示唆されています。

・骨粗鬆症《こっそしょうしょう》、閉経後骨粗鬆症

閉経が訪れると女性ホルモンであるエストロゲンの分泌量が減少し、体の炎症を抑える機能が低下します。ところが、歯周病の進行により、炎症性サイトカインが増えるのにも関わらず、エストロゲン量の減少することで、炎症性サイトカイン量は増大してしまいます。そのため骨吸収性サイトカインも増え、高齢者の骨折が起きやすく、骨の再生も遅く寝たきりなどの原因になると考察されています。

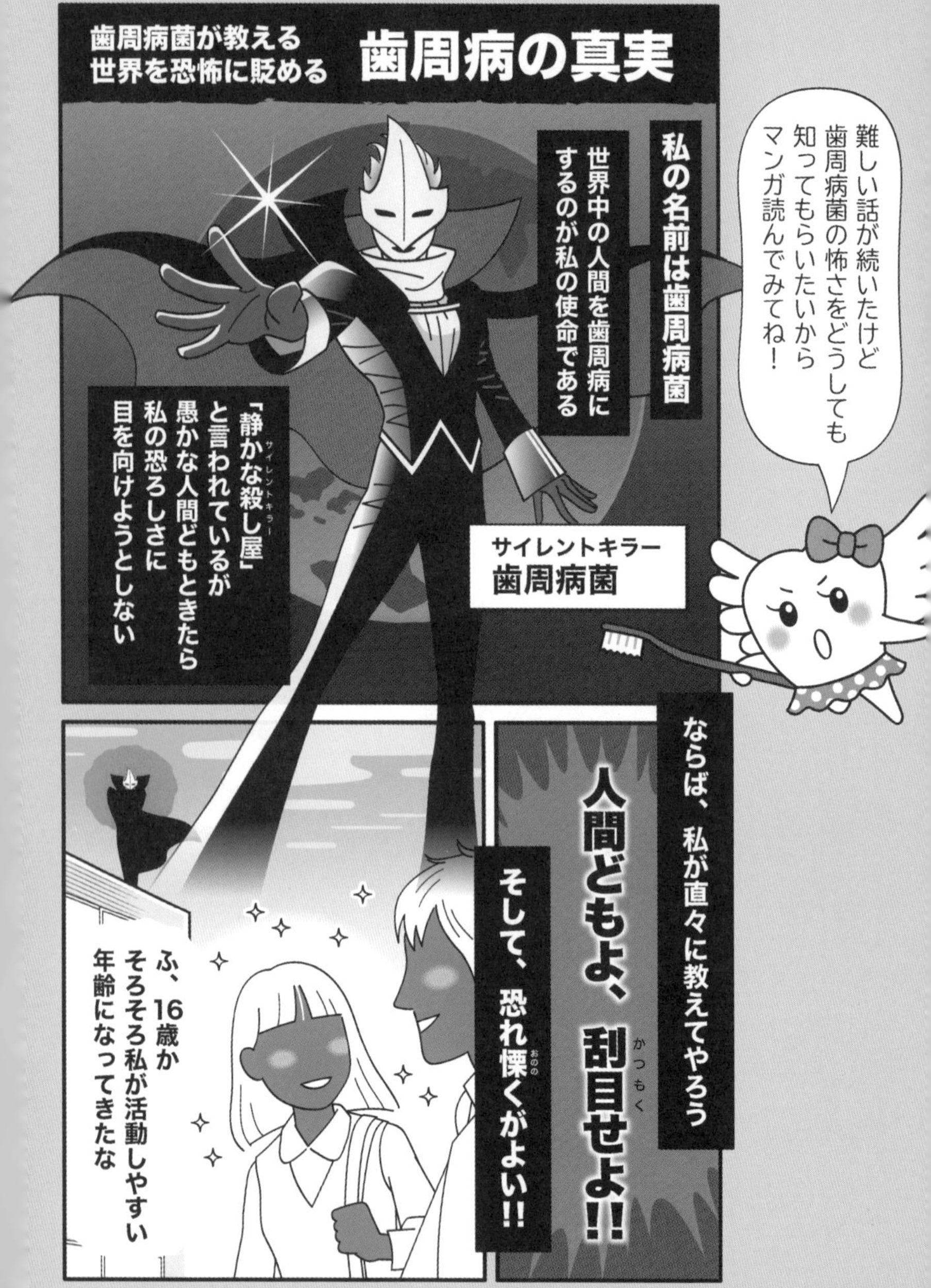
歯周病菌が教える
世界を恐怖に貶める
歯周病の真実
難しい話が続いたけど歯周病菌の怖さをどうしても知ってもらいたいからマンガ読んでみてね！
私の名前は歯周病菌
世界中の人間を歯周病にするのが私の使命である
「静かな殺し屋《サイレントキラー》」と言われているが愚かな人間どもときたら私の恐ろしさに目を向けようとしない
サイレントキラー
歯周病菌
ならば、私が直々に教えてやろう
人間どもよ、刮目《かつもく》せよ!!
そして、恐れ慄《おのの》くがよい!!
ふ、16歳か そろそろ私が活動しやすい年齢になってきたな

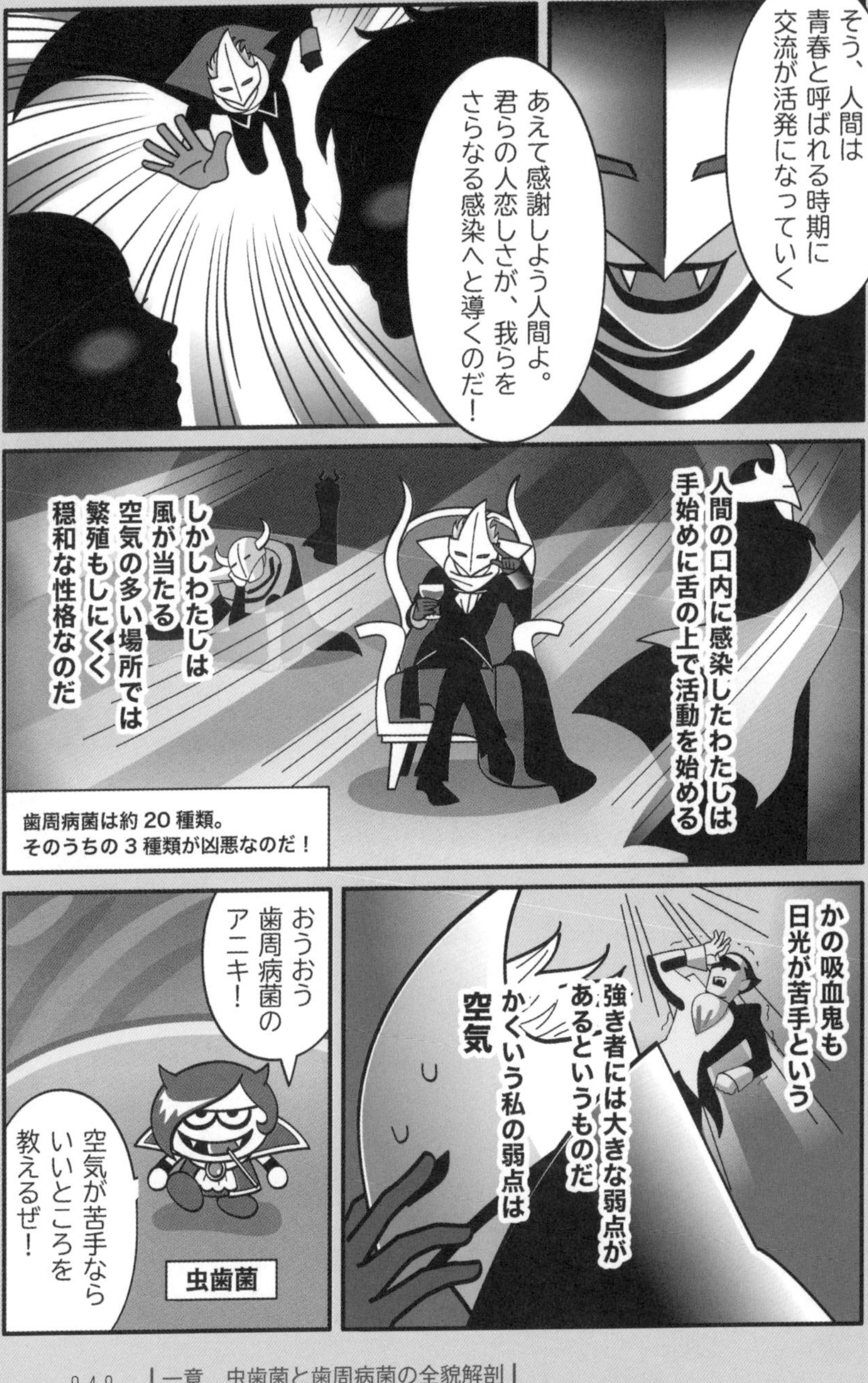
そう、人間は
青春と呼ばれる時期に
交流が活発になっていく
あえて感謝しよう人間よ。
君らの人恋しさが、我らを
さらなる感染へと導くのだ！
人間の口内に感染したわたしは
手始めに舌の上で活動を始める
しかしわたしは
風が当たる
空気の多い場所では
繁殖もしにくく
穏和な性格なのだ
歯周病菌は約 20 種類。
そのうちの 3 種類が凶悪なのだ！
かの吸血鬼も
日光が苦手という
強き者には大きな弱点が
あるというものだ
かくいう私の弱点は
空気
おうおう
歯周病菌の
アニキ！
空気が苦手なら
いいところを
教えるぜ！
虫歯菌

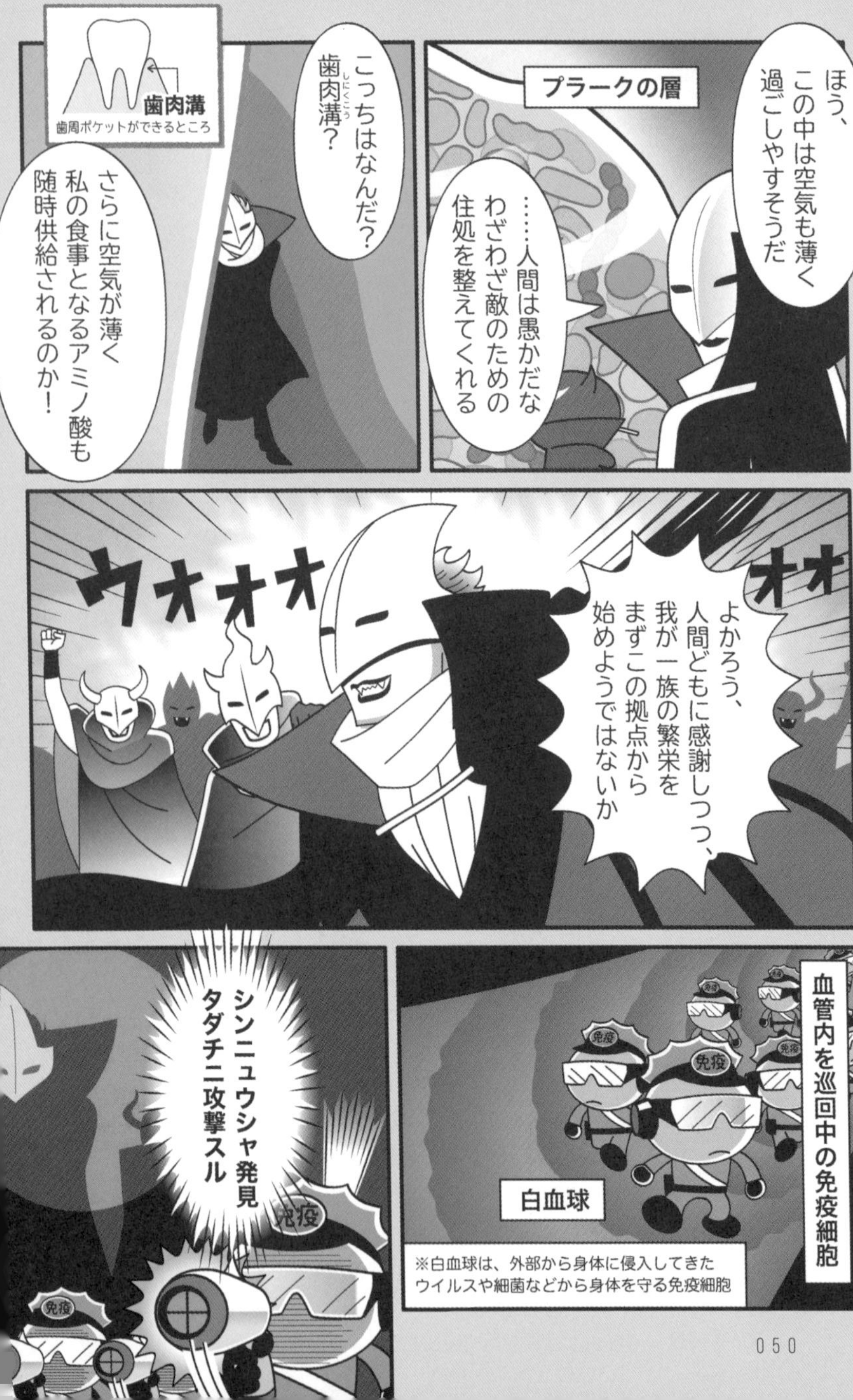

プラークの層
ほう、この中は空気も薄く過ごしやすそうだ
……人間は愚かだなわざわざ敵のための住処を整えてくれる
歯肉溝
歯周ポケットができるところ
こっちはなんだ？歯肉溝《しにくこう》？
さらに空気が薄く私の食事となるアミノ酸も随時供給されるのか！
よかろう、人間どもに感謝しつつ、我が一族の繁栄をまずこの拠点から始めようではないか
ウオオオオオオ
血管内を巡回中の免疫細胞
白血球
※白血球は、外部から身体に侵入してきたウイルスや細菌などから身体を守る免疫細胞
シンニュウシャ発見タダチニ攻撃スル

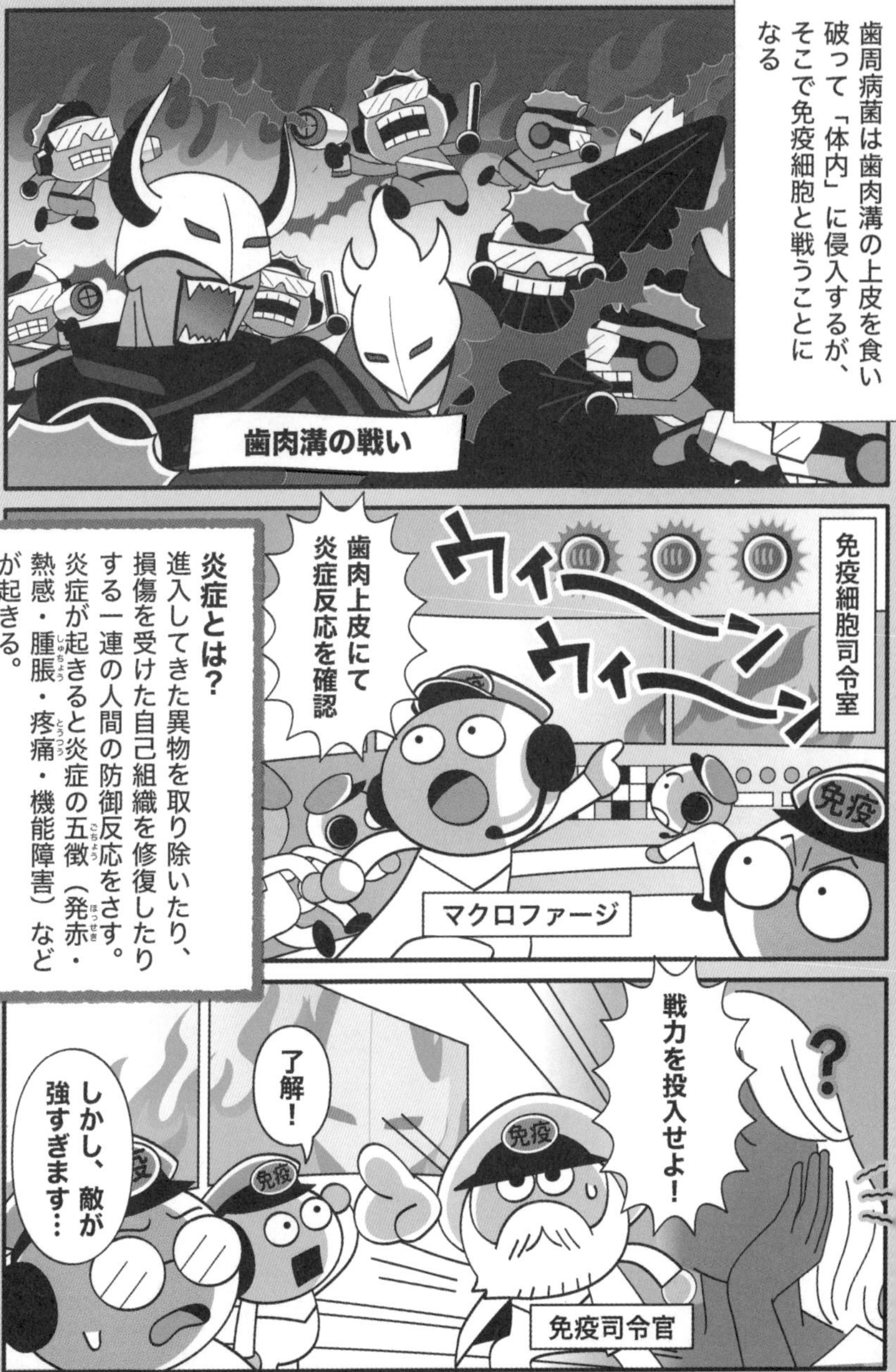
歯周病菌は歯肉溝の上皮を食い破って「体内」に侵入するが、そこで免疫細胞と戦うことになる
歯肉溝の戦い
免疫細胞司令室
ウィーン
ウィーン
歯肉上皮にて炎症反応を確認
炎症とは?
進入してきた異物を取り除いたり、損傷を受けた自己組織を修復したりする一連の人間の防御反応をさす。炎症が起きると炎症の五徴《ごちょう》（発赤《ほっせき》・熱感・腫脹《しゅちょう》・疼痛《とうつう》・機能障害）などが起きる。
免疫
マクロファージ
?
戦力を投入せよ!
免疫
免疫司令官
了解!
免疫
しかし、敵が強すぎます…

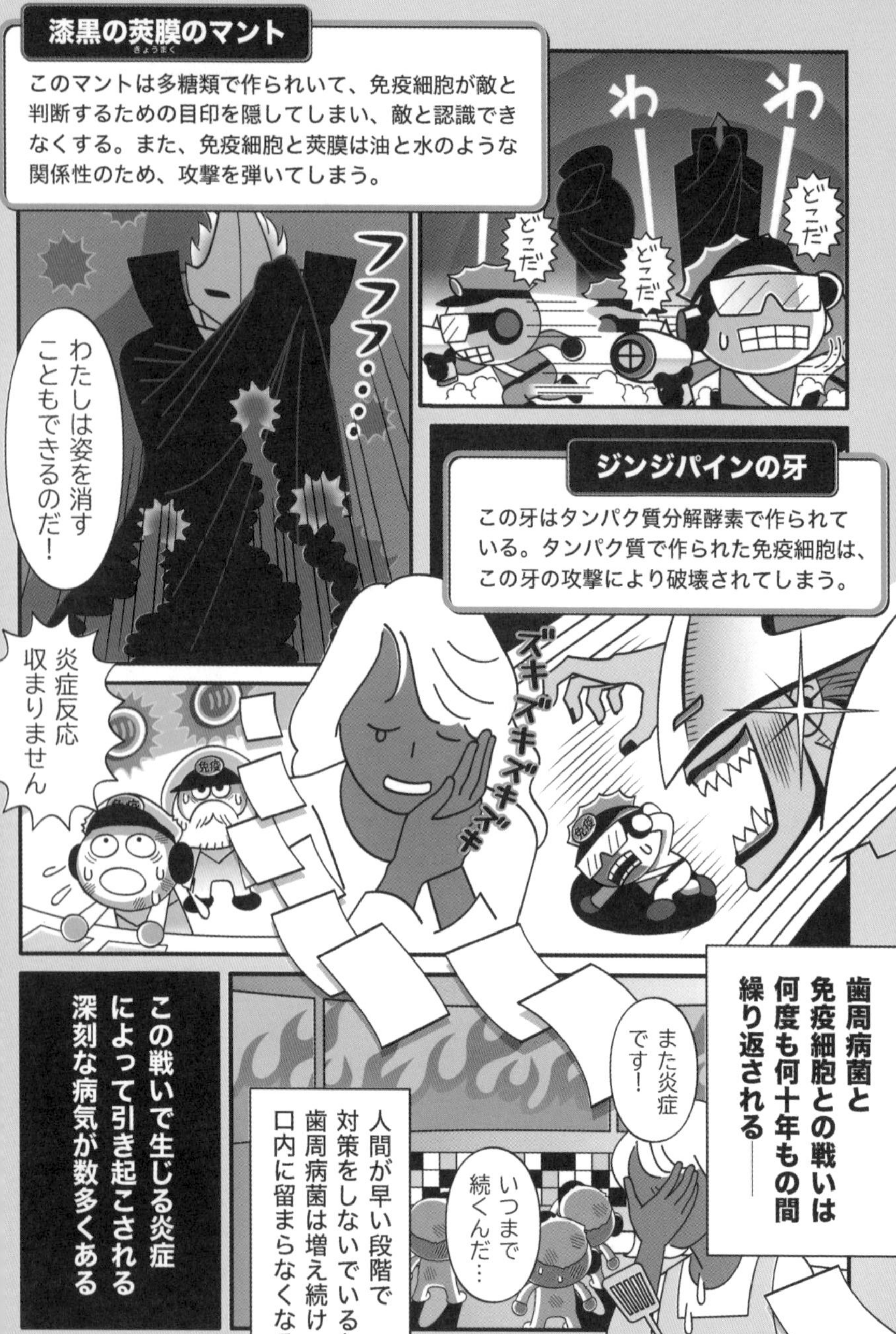
漆黒の莢膜《きょうまく》のマント
このマントは多糖類で作られいて、免疫細胞が敵と判断するための目印を隠してしまい、敵と認識できなくする。また、免疫細胞と莢膜は油と水のような関係性のため、攻撃を弾いてしまう。
わー
わー
どこだ
どこだ
どこだ
フフフ。。。。
わたしは姿を消すこともできるのだ！
ジンジパインの牙
この牙はタンパク質分解酵素で作られている。タンパク質で作られた免疫細胞は、この牙の攻撃により破壊されてしまう。
ズキズキズキズキ
炎症反応収まりません
免疫
免疫
歯周病菌と免疫細胞との戦いは何度も何十年もの間繰り返される——
また炎症です！
いつまで続くんだ…
人間が早い段階で対策をしないでいると歯周病菌は増え続け口内に留まらなくなる
この戦いで生じる炎症によって引き起こされる深刻な病気が数多くある

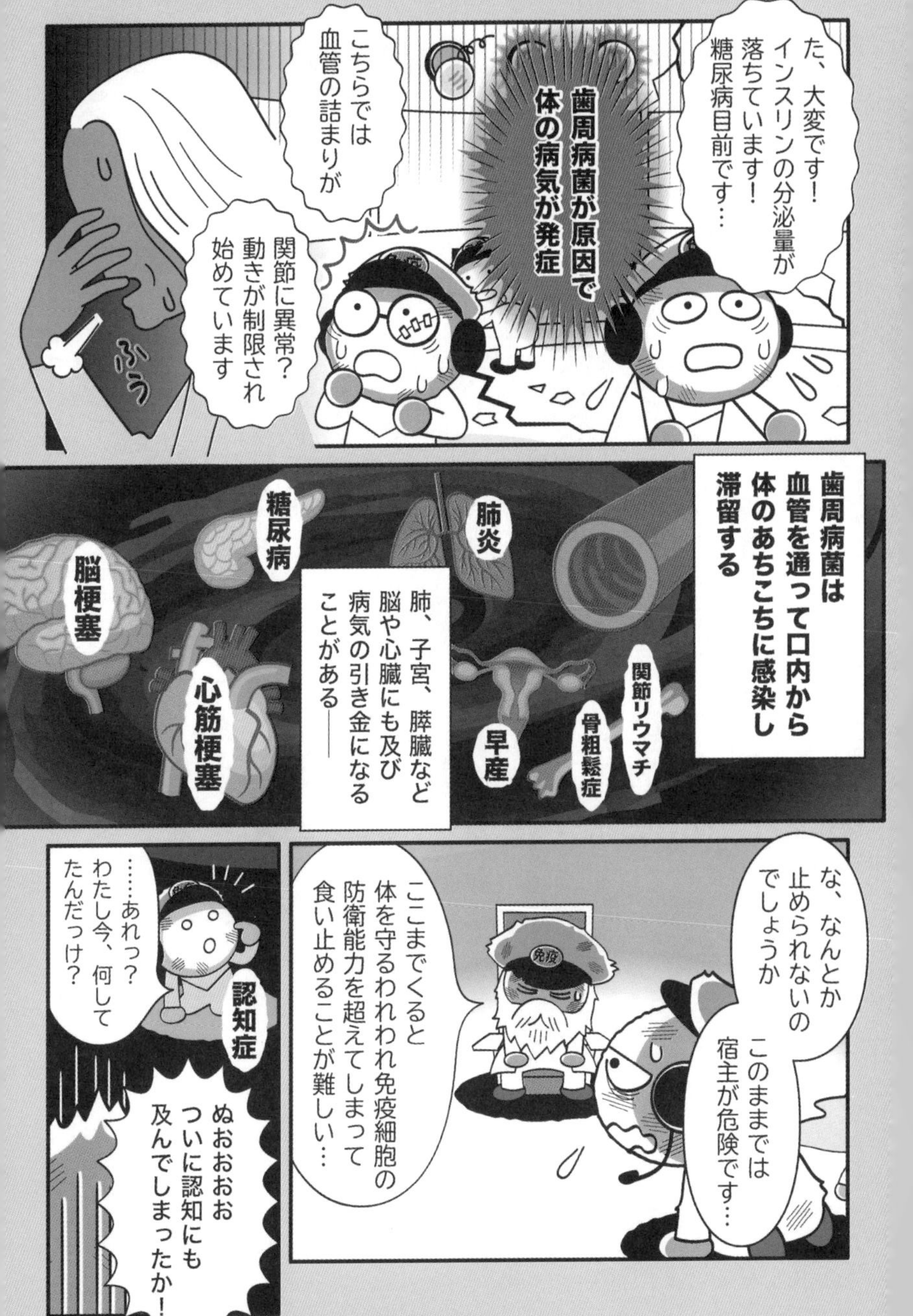
た、大変です！インスリンの分泌量が落ちています！糖尿病目前です…
歯周病菌が原因で体の病気が発症
こちらでは血管の詰まりが
関節に異常？動きが制限され始めています
ふう
歯周病菌は血管を通って口内から体のあちこちに感染し滞留する
肺炎
糖尿病
脳梗塞
肺、子宮、膵臓など脳や心臓にも及び病気の引き金になることがある——
関節リウマチ
骨粗鬆症
早産
心筋梗塞
な、なんとか止められないのでしょうか
このままでは宿主が危険です…
ここまでくると体を守るわれわれ免疫細胞の防衛能力を超えてしまって食い止めることが難しい…
免疫
……あれっ？わたし今、何してたんだっけ？
認知症
ぬおおおおついに認知にも及んでしまったか！

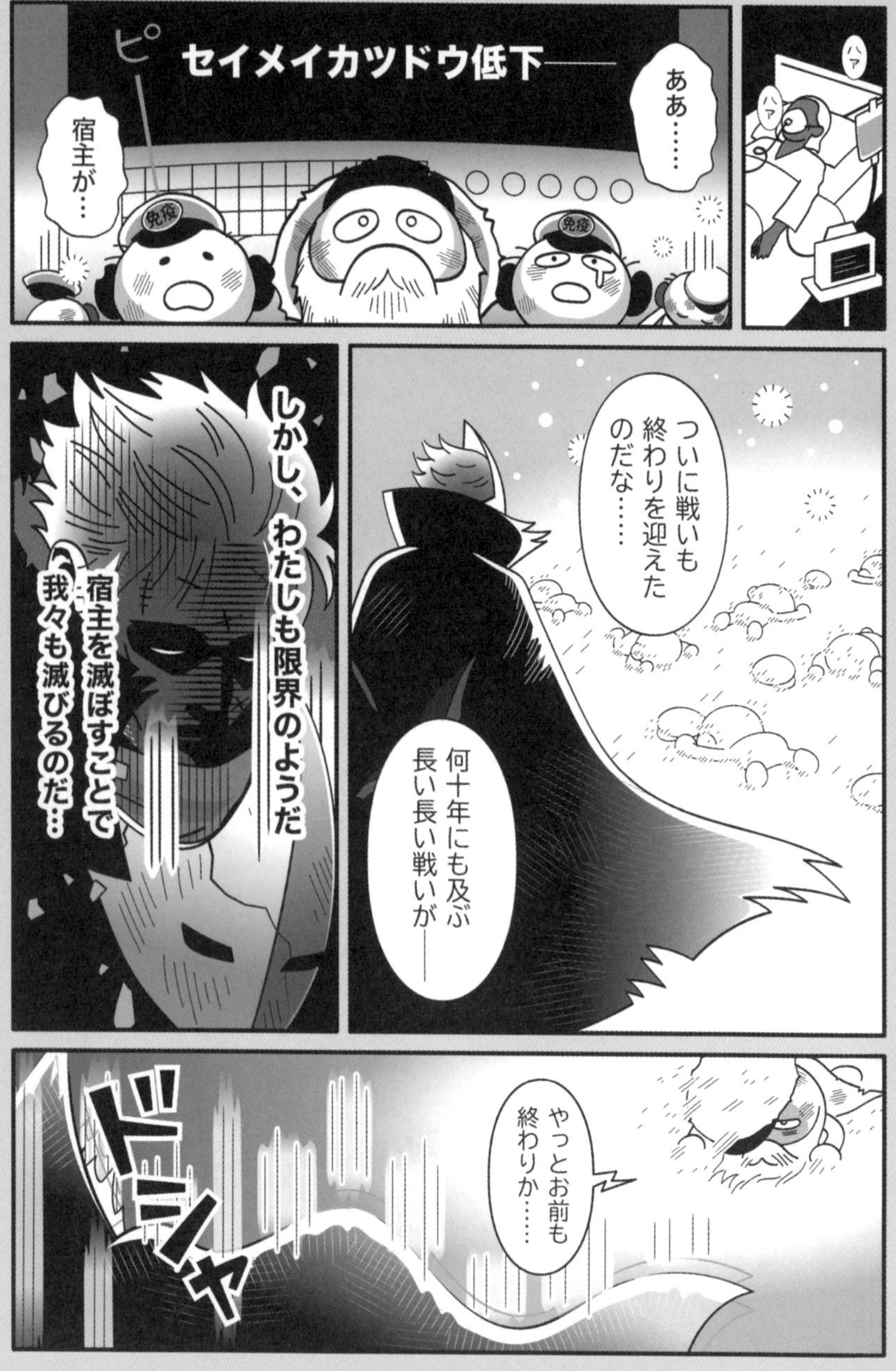
ハァ
ハァ
ああ……
セイメイカツドウ低下――
ピー
宿主が…
免疫
免疫
ついに戦いも終わりを迎えたのだな……
何十年にも及ぶ長い長い戦いが――
しかし、わたしも限界のようだ
宿主を滅ぼすことで我々も滅びるのだ…
やっとお前も終わりか……
ドシャ

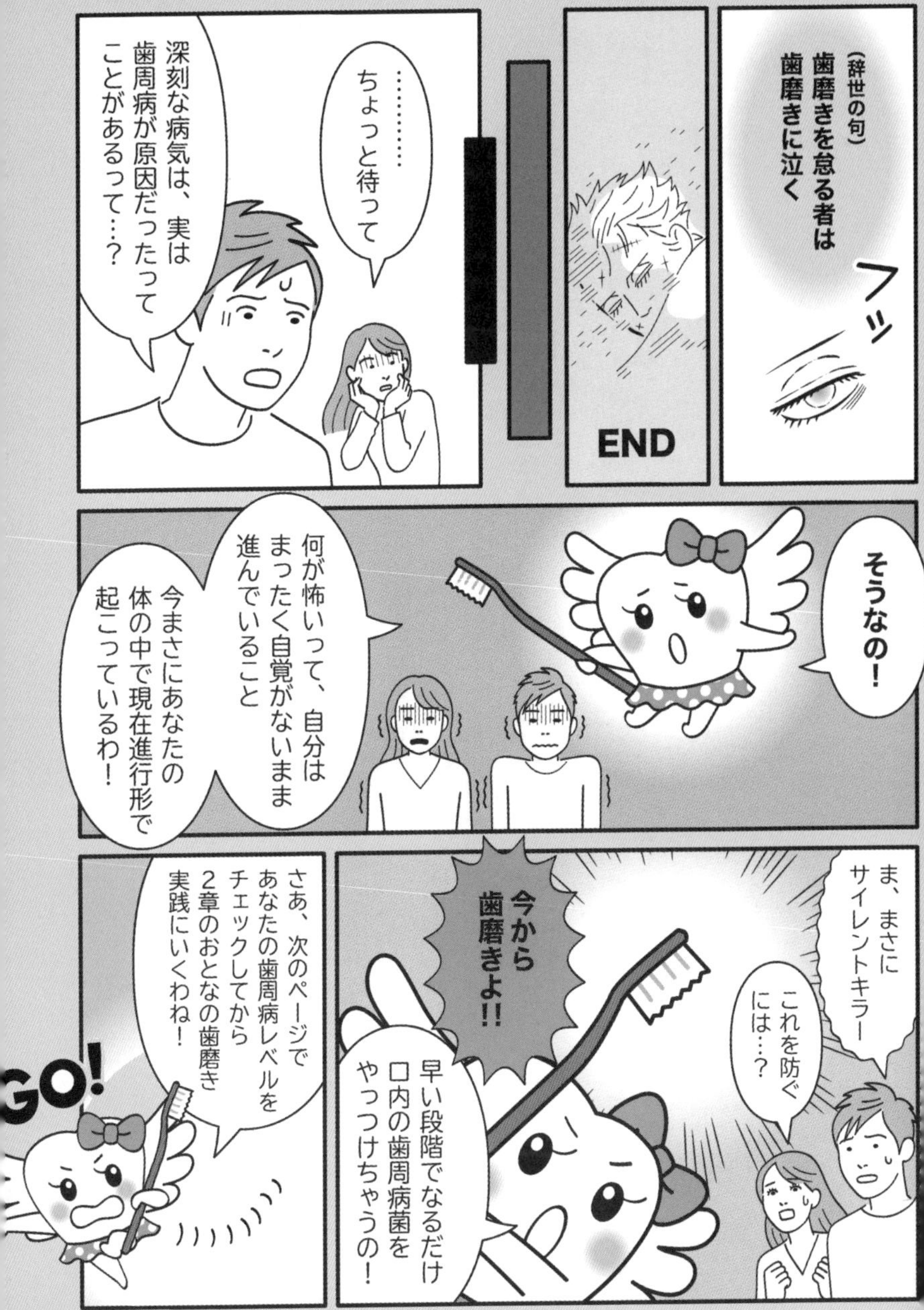
(辞世の句)
歯磨きを怠る者は
歯磨きに泣く
フッ
END
………
ちょっと待って
深刻な病気は、実は
歯周病が原因だったって
ことがあるって…?
そうなの!
何が怖いって、自分は
まったく自覚がないまま
進んでいること
今まさにあなたの
体の中で現在進行形で
起こっているわ!
ま、まさに
サイレントキラー
これを防ぐ
には…?
今から
歯磨きよ!!
早い段階でなるだけ
口内の歯周病菌を
やっつけちゃうの!
さあ、次のページで
あなたの歯周病レベルを
チェックしてから
2章のおとなの歯磨き
実践にいくわね!
GO!

あなたの歯周病レベルは？

歯周病が、どれだけ恐ろしい病気なのかわかっていただけたと思います。

44ページでも書いていますが、歯周病は多くの病気に関わっています。近年ようやく糖尿病外来では歯周病のケアも伝えてくれるようになりましたが、他の病気では、数多くの論文があるにも関わらず、指摘されることはありません。そして、そのまま歯周病が進むと、病気もどんどん悪化してしまうのです。

もし、皆さんの周りに44～46ページの病気を持っている人がいたら、ぜひ歯周病の治療もするよう説得してください。特に口が臭いなど具体的な症状が出ているならば、確実に症状の悪化を招くので、必ず歯科医院に連れて行ってあげてください。

そして、もちろん、自分の歯周病にも目を向けてください。

37ページでも書いていますが、軽度な歯周炎ならば、まだ「おとなの歯磨き」で治せます。しかし、軽度な歯周炎といっても、自分が軽度かどうかを測るのはなかなか難しいと思います。

そこで、本章の最後に、簡単な歯周病進行度合いを紹介させていただきます。もしご自身が歯科医院に行くレベルの歯周病であれば、しっかりと歯科医院で治療をおこない、並行して「おとなの歯磨き」も実践しましょう。

歯周病 Level チェックシート

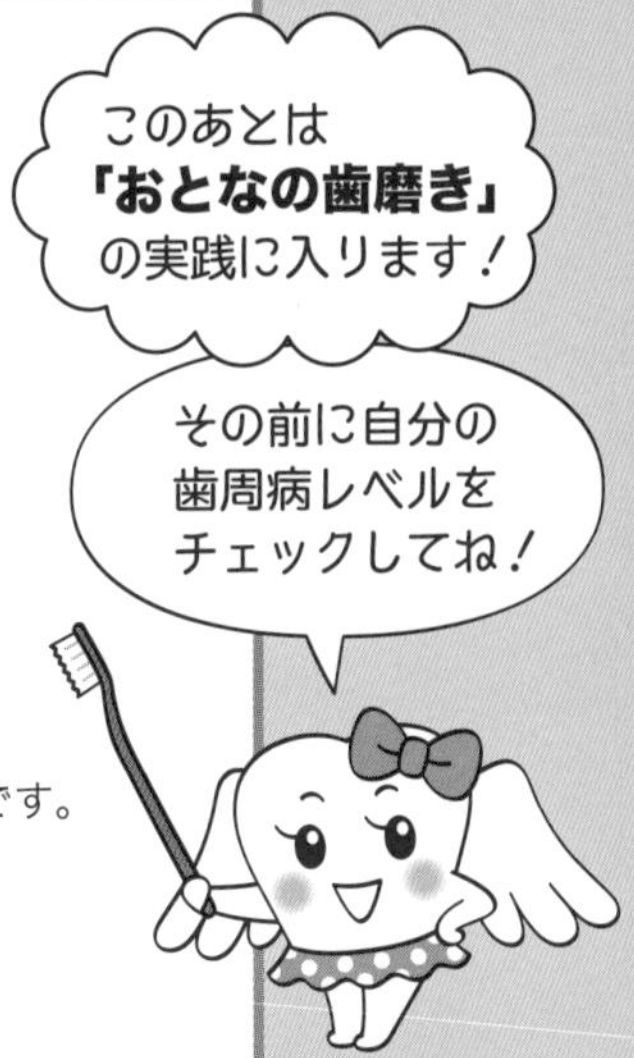
このあとは
「おとなの歯磨き」
の実践に入ります！
その前に自分の
歯周病レベルを
チェックしてね！

□ Level 1　口臭

マスクをはずしたときに嫌な臭いがします。

すでに歯周病ではありますが、まだ大丈夫。

しかし進行するとどんどん臭いはひどくなります。

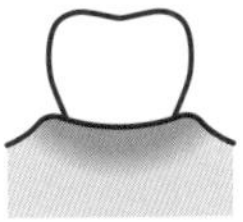
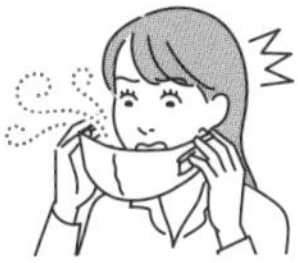

□ Level 2　出血

「磨きすぎて歯茎から血が出た！」

これはほぼ歯周ポケットからの出血、つまり歯周病です。

この段階から歯科医院に行くことを考えましょう。

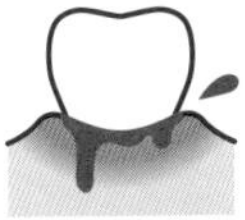
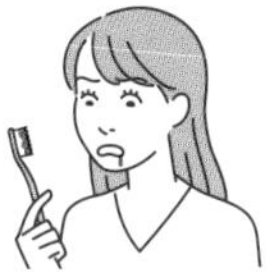

□ Level 3　歯茎の炎症の慢性化

炎症が慢性化すると、歯茎は赤くなります。

口臭も強くなり、周りもあなたの口臭に気づいていると思います。

まずはおとなの歯みがきを２週間。

それでもダメなら歯科医院に行きましょう。

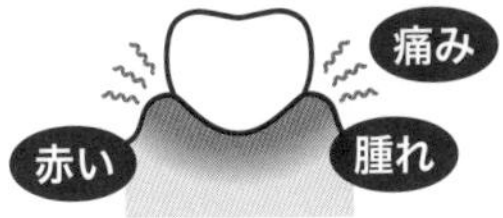

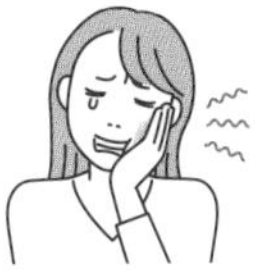

□ Level 4　歯がぐらぐら

歯周病の後期症状です！歯科医院に行きましょう！

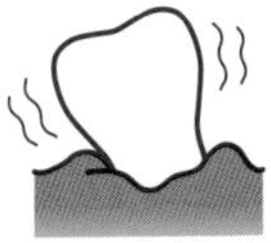
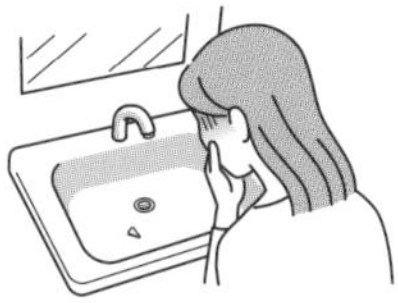

健康な歯と歯ぐきとは？

Level 0

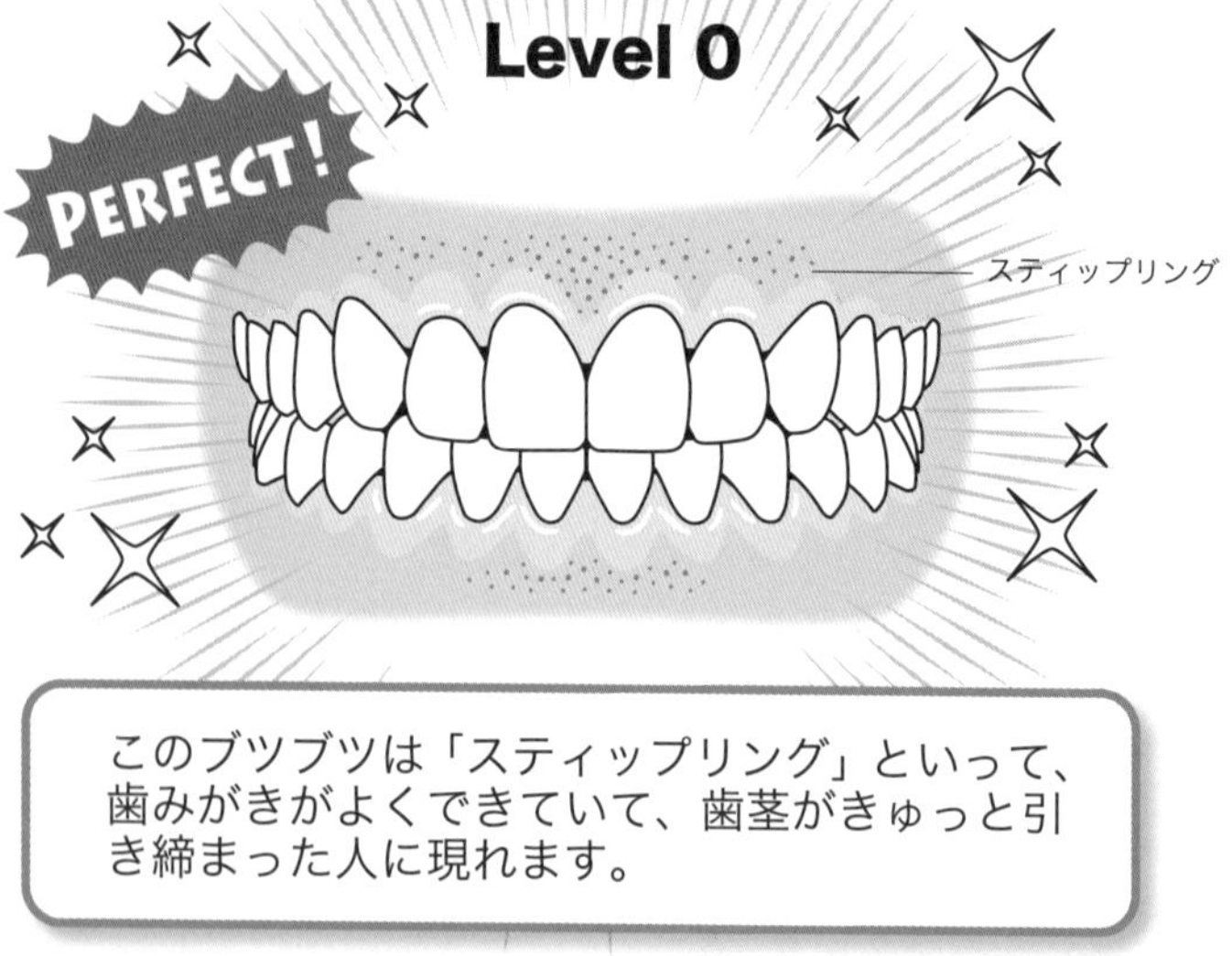

このブツブツは「スティップリング」といって、歯みがきがよくできていて、歯茎がきゅっと引き締まった人に現れます。

2章に進みましょう。

二章

今日から「おとなの歯磨き」始めませんか？

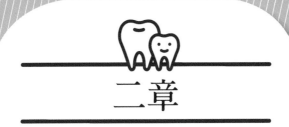

「こどもの歯磨き」から「おとなの歯磨き」へ

本書の冒頭マンガ12〜17ページで「おとなの歯磨き」をこのような順番で紹介しました。

1. 口の中の現状を知る
2. 虫歯の仕組みを知る
3. 歯周病の仕組みを知る
4. 未来に起こる悲劇を知る
5. その未来を回避するために歯を磨く

第一章の虫歯と歯周病の説明までが、これの4までにあたります。

何度も繰り返して申し訳ありませんが、虫歯やとくに歯周病は、人生を狂《くる》わせる本当に恐ろしい病気です。何しろ、自覚なく進行し、体に多くの害を与えます。

病気というのは、異常を感じ、もしくは定期検診などで異常が見つかり、病院に行って検査してもらい、病名がつけられる。ここで初めて、自分は病気なんだと自覚しますが、違います。

これは、ただの診断結果であって、その前から病気は始まっているのです。「将来、病気になる悲劇を回避するために歯を磨く」と、言ってはいますが、歯のある人は、若い人もほぼ全員が歯周病、50歳を過ぎるとおよそ2人に1人は重症化するという事実を踏まえると、あなたもすでに病気の種を植え付けられているのです。

しかし、病気の種である虫歯菌や歯周病菌をセルフケアで除去できる唯一の方法が、歯磨きであるにもかかわらず、これを読んでいる皆さんを含め、ほとんどの人が正しく磨けていません。その証拠に、ご自身でしっかりと歯を磨いた直後に、歯科医院で、歯に付着した細菌を赤く染める歯垢染色剤を用いて歯を染め出すと、歯が真っ赤に染まるほどです。

自分の歯磨きを思い出してください。きっと多くの人が、横方向に磨くだけで、時間も3分未満。たいていの人がこのような歯磨きをしています。

これこそまさに「こどもの歯磨き」です。

たしかに、こどもの頃ならば、免疫力も活発ですし、歯周病は思春期から増える傾向にあるので、虫歯にはなりますが、歯周病が進行する人は多くはありません。しかし、おとなはそうもいきません。

「こどもの歯磨き」では、虫歯菌や歯周病菌の塊《かたまり》であるプラークを充分に除去することはできません。こうして残った菌は、歯を磨くまでの間、休むことなく増え続けています。今、この瞬間も。

とにかく「こどもの歯磨き」では、菌を減らすことができないどころか、その数は、徐々に増え続けます。

これがどれくらいの危険かというと、歯科医の立場から言わせていただくと、もう猶予《ゆうよ》はありません。今日からでも遅くないので「こどもの歯磨き」は卒業して「おとなの歯磨き」へと切り替えてください。

また、本章では、徹底的にプラークが除去できる「最高のおとなの歯磨き」を紹介していきますが、もしかしたら「え？ここまでやるの？ 面倒臭すぎる」と思う人もたくさんいることでしょう。

しかし、これはあくまで「最高のおとなの歯磨き」です。本章で紹介する磨き方を毎日すべてやれとは言いません。もちろん、毎日本章の磨き方を実践していただくのがベストではありますが、忙しい毎日の中で、時間が取れない日も多いと思います。

そこで、本章後半で「おとなの歯磨き」との向き合い方についても説明させていただくので、ここまで読んでから、実践へと移っていただければと思います。

間違っているこどもの歯磨きを探せ！

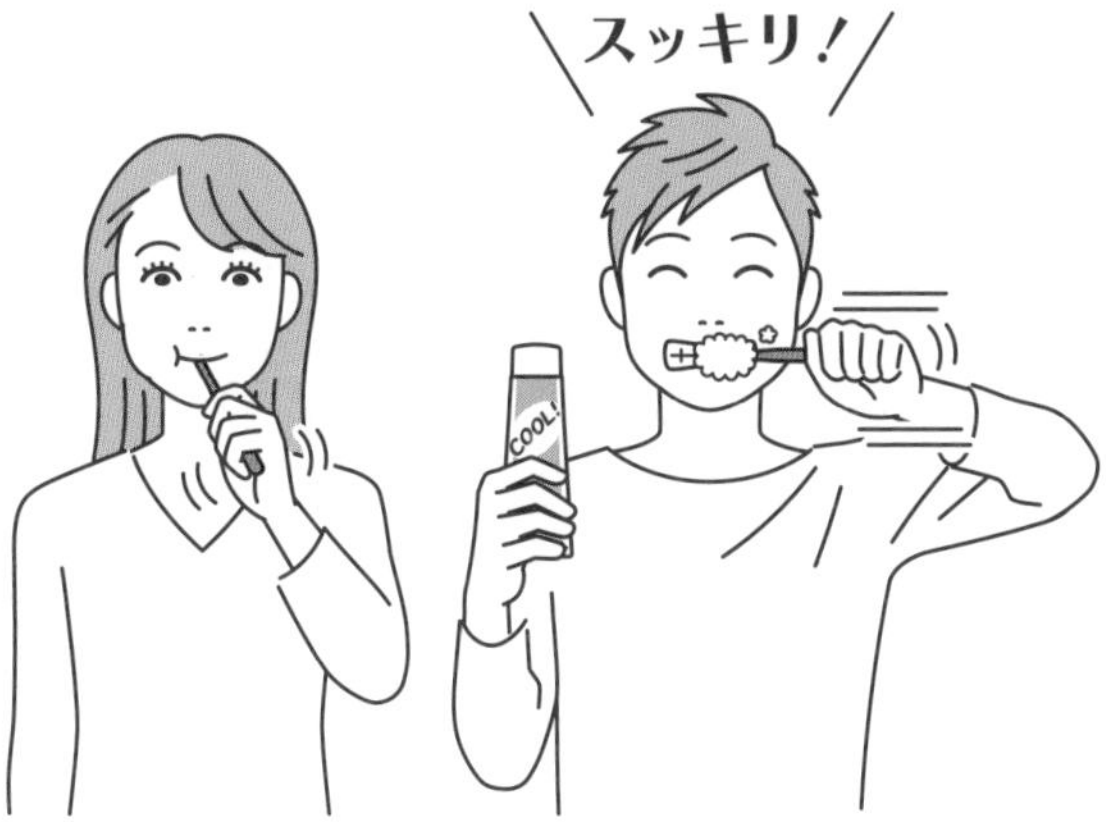
スッキリ！
COOL!

イラスト以外にも…

- 同じところをずっと磨いている
- フロスを使わなくても歯ブラシだけで十分
- 毎日３分歯磨きをしている
- 夜磨かなくても朝磨けば大丈夫
- 食べたあとすぐに歯を磨かないようにしている
- 歯だけ磨いている

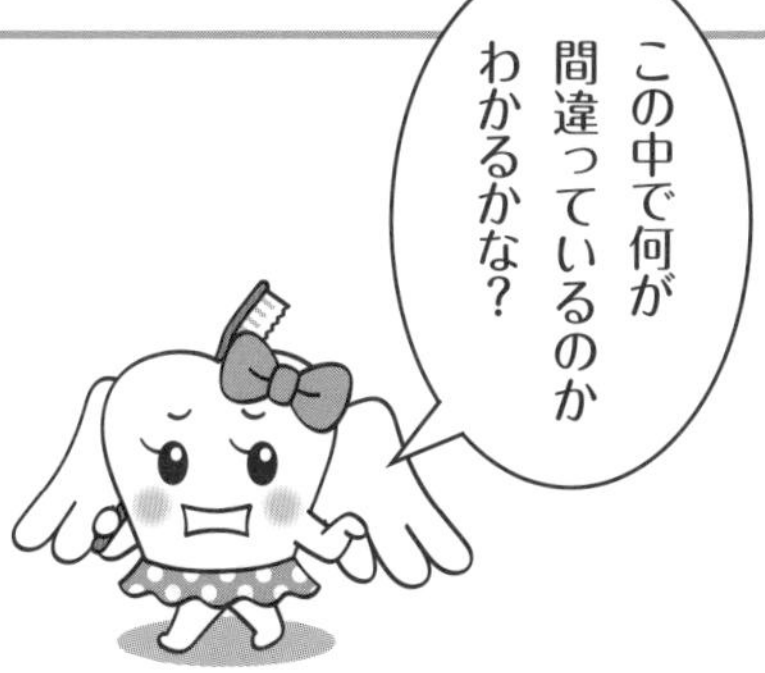
この中で何が
間違っているのか
わかるかな？

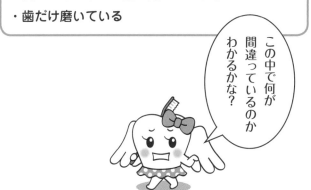

答えは全部間違いよ！

まずはオーラルケアグッズから見直そう

では、さっそく「おとなの歯磨き」を始めましょう。と言いたいところですが、その前に準備してもらいたいものがあります。

まずは、こちらを御覧ください。歯ブラシが2本？ 塩？ スポンジブラシって何？ と様々な疑問が浮かぶと思いますが、次ページで「おとなの歯磨き」7大道具であるそれぞれのグッズの紹介をしていきます。

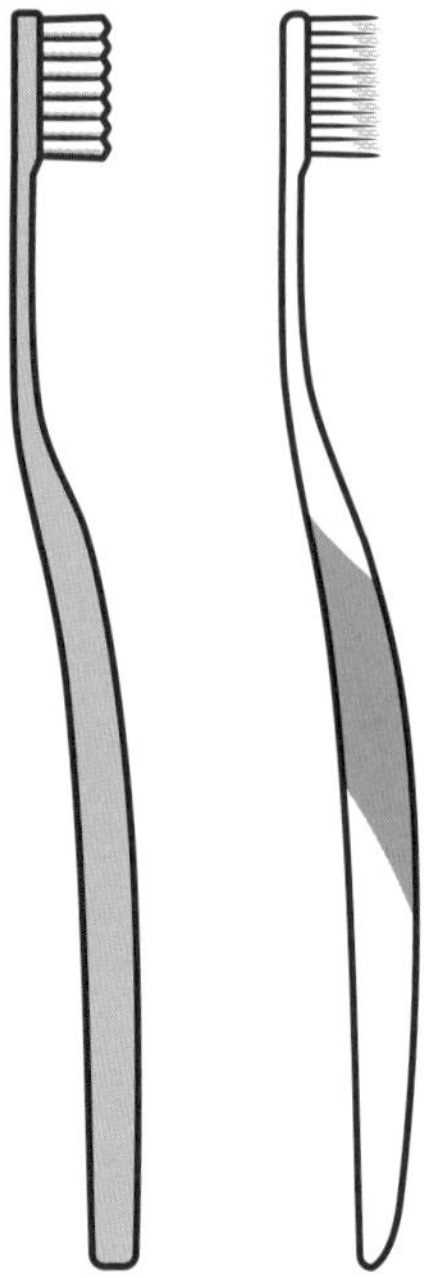

歯ブラシ
（かため、やわらかめ）

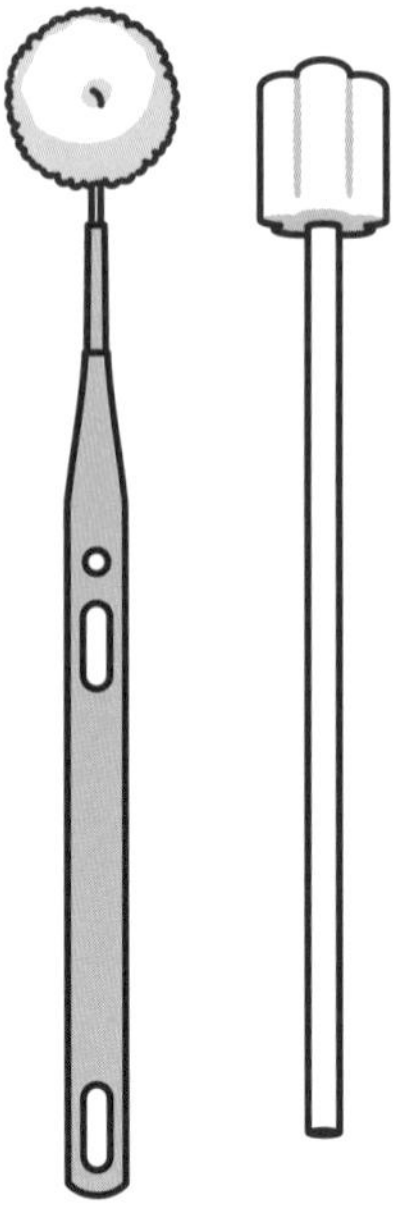

スポンジブラシ

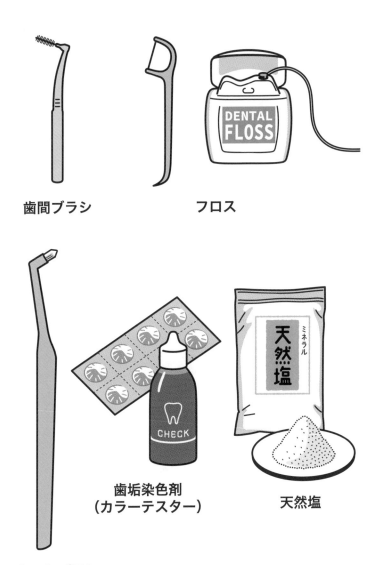

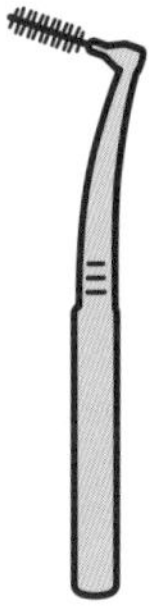

歯間ブラシ

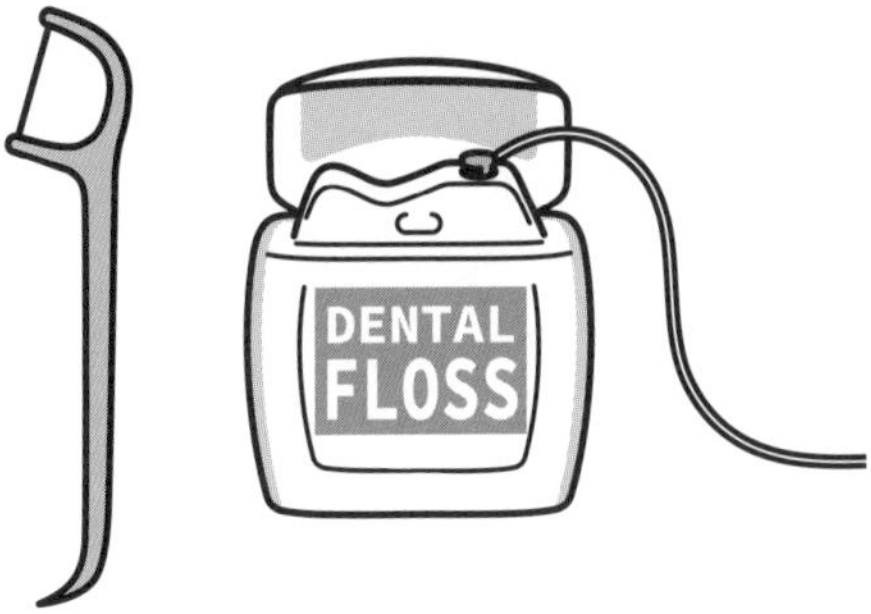

フロス

ワンタフトブラシ

歯垢染色剤
(カラーテスター)

天然塩

歯ブラシ

「かため」と「やわらかめ」の2種類を用意してください。「かため」の歯ブラシは毛先が短い物。「やわらかめ」は毛先が長い物を選びましょう。「かため」は、歯についたプラークを取りやすく、やわらかめは歯周ポケットへのアプローチが得意と、それぞれ長所が違います。まずは、かためのハブラシで歯をツルツル、ぴかぴかに磨きましょう。小さい歯ブラシの方が、一本の歯を丁寧にきれいにすることができます。次に毛先の長い歯ブラシで、歯周ポケットを磨いてください。一度に両方使うのが望ましいですが、朝は「毛先の短いかため」夜は「毛先の長いやわらかめ」のような使い方でも大丈夫です。

天然塩

なぜ塩？　とお思いの方も多いと思いますが、これがおすすめの歯磨き粉です。なぜ、市販の歯磨き粉ではいけないのか、なぜ塩なのか。これらの疑問については、別途82ページで紹介します。

フロス

歯と歯の間のプラークを取るのがフロスです。日本では、歯磨き意識が高い人が使っている印象ですが、海外では当たり前に使われています。おすすめは、紐タイプですが、もし使いづらい、慣れないというときは、柄のついたタイプを使ってみましょう。

歯間ブラシ

歯と歯の隙間が広い人、加齢によって隙間が広くなってきた人には、歯間ブラシがおすすめです。

スポンジブラシ

これぞ「おとなの歯磨き」の大きな特徴と言えるグッズです。ほとんどの人が見たことも使ったこともないと思いますが、プラークは歯や歯の隙間、歯周ポケットだけに潜んでいるわけではありません。じつは、歯茎にも数多くのプラークができています。これを除去するのがスポンジブラシです。店頭ではあまり見かけませんが、ドラッグストアの介護用品売り場やネットストアなどで購入できます。

歯垢染色剤（カラーテスター）

液体タイプ、錠剤タイプなどのタイプがありますが、これを口内全体に馴染ませることで、プラークが残っている部分に色をつけます。何回か使うことで、自分の磨き残しやすい部位を見つけることができます。

ワンタフトブラシ

ワンタフトブラシは、すごく小さなハブラシで、親知らずや歯のカーブなど「ピンポイント」で病原細菌（汚れ）を除去できます。

以上がおとなの歯磨きの7大道具です。すべてをすぐに用意しろとは言いません。しかし「かためとやわらかめの歯ブラシ2種類」と「フロス（歯間ブラシ）」「スポンジブラシ」の4つは、歯磨きの本質であるプラークの除去の必須アイテムなので、ぜひ購入を検討してください。

「こどもの歯磨き」と「おとなの歯磨き」３つの大きな違い

「おとなの歯磨き」には、これまでの歯磨きと大きく3つの違いがあります。それが「磨き時間」「歯ブラシの持ち方」「磨き方」です。

まずは、磨き時間ですが、本章冒頭でもお話しましたが、じつに7割の人が、3分未満で歯磨きを終えています。これこそ「こどもの歯磨き」と「おとなの歯磨き」の大きな違いです。

朝は1分でも無駄にできないという人が多く、夜は仕事から帰ってきたら疲れていていろいろおおざっぱになる。やる気が出ない。このような生活が続けば歯磨きに時間を使えないのも無理はありません。

しかし、これではどうしても磨き残しが出てしまいます。じっさいに、歯垢染色剤を歯磨き後に使ってみると、赤く染まった歯を確認できます。

では、どれくらい磨けばいいのかと言うと、10分間です。上手に10分間磨くことができれば、だいたいのプラークは除去できます。さらに、フロスや歯間ブラシ、スポンジブラシを併用することで、ほとんどのプラークを除去できます。ですので、まずは1日1回は10分間の歯磨きタイムを確保してください。

そして、歯ブラシの持ち方ですが、多くの人が手をグーの形にして歯ブラシを握り、ゴシゴシと磨いていますが、これは力の入れすぎです。プラークは毛先の弾力を使って取ったほうが効果的なので、これからは、ペンを持つように人差し指、中指、親指の3つの指で持ってください。

そして、優しくシャカシャカと磨きます。歯を磨くときの最適な圧力は200グラムほど。グーの握りでは、500

グラムほどの強い圧力がかかってしまいますが、ペンの握りでシャカシャカと音が鳴るように磨けば、この最適な圧力で磨くことができます。

　最後に磨き方ですが、本書では3つの磨き方を提唱《ていしょう》します。毎日3種類の磨き方で10分間。これだけでもプラークの除去効率はこれまでと比較にならないくらいに上がります。

　磨き方は次ページから紹介しますので、歯磨きの時間と歯ブラシの持ち方に気をつけながら「おとなの歯磨き」を始めていきましょう。

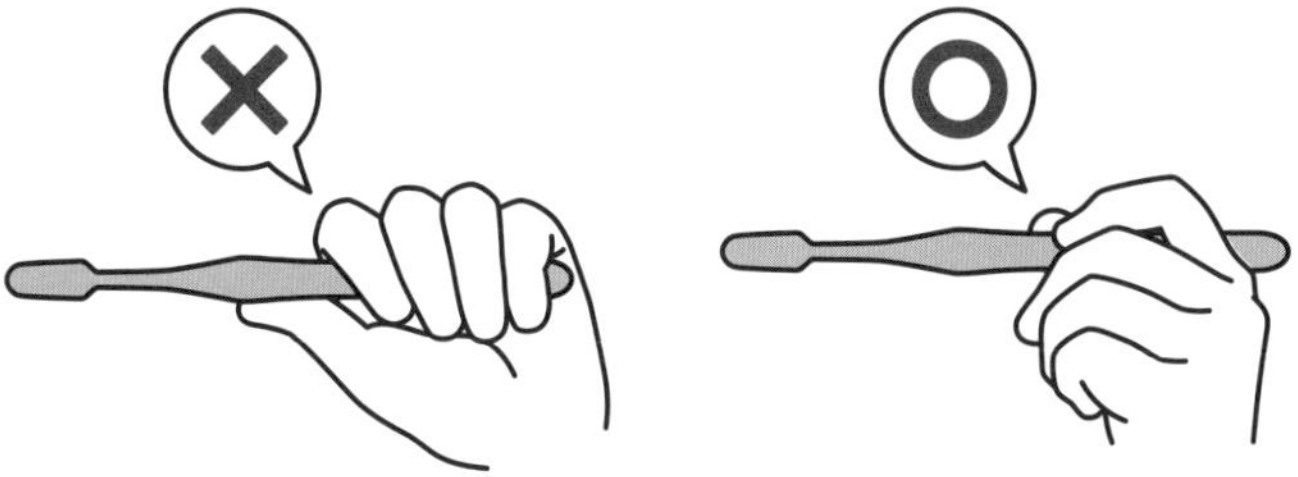

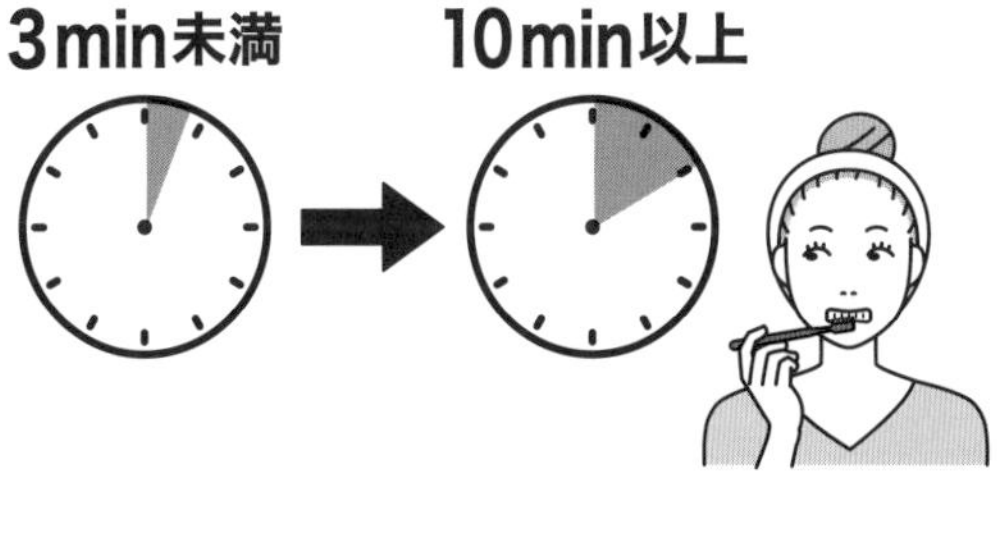

まずは基本の「横磨き」

まずは、これまで通りの磨き方で一通りすべての歯を磨いていきます。これにより、歯の表面についたプラークを除去していきます。

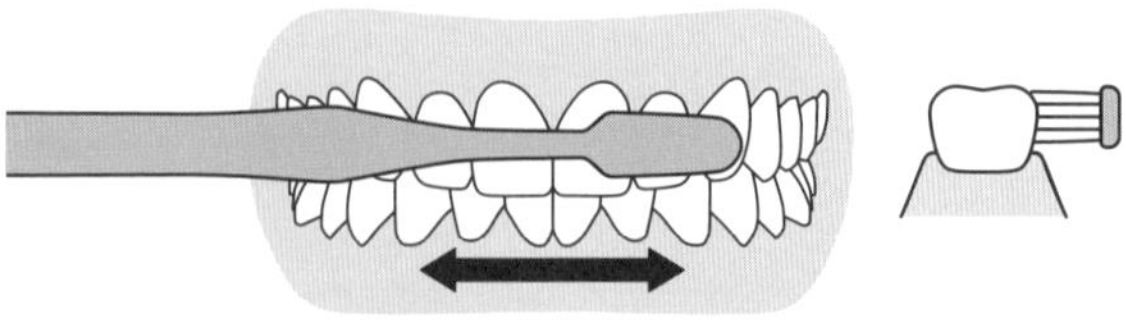

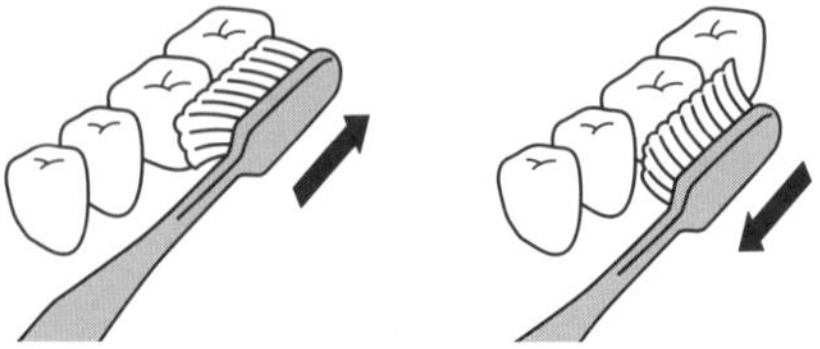

歯ブラシをペンの握りで持って、歯ブラシを横に動かします。
歯ブラシの先端のしなりを使い毛先を機能的に動かすイメージで優しく磨いていきます。

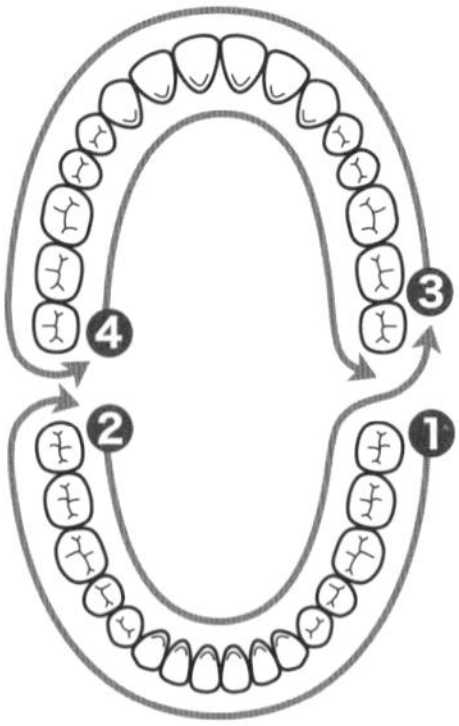

磨く順番を決めよう。

磨き残しの原因は歯の磨き方や時間だけでなく、そもそも磨いていない歯がある。という点も見逃せないポイントです。すべての歯をしっかり磨くために、このイラストのように歯を磨く順番を決めることをおすすめします。横磨きだけでなく、この後に紹介する縦磨き、バス法もこの順番で磨いていきましょう。

カーブのケアも忘れずに「縦磨き」

次は歯ブラシを立てて磨く縦磨きです。歯は平らではなく、カーブしているため、横磨きだけでは歯の内側に磨き残しが出てしまいます。

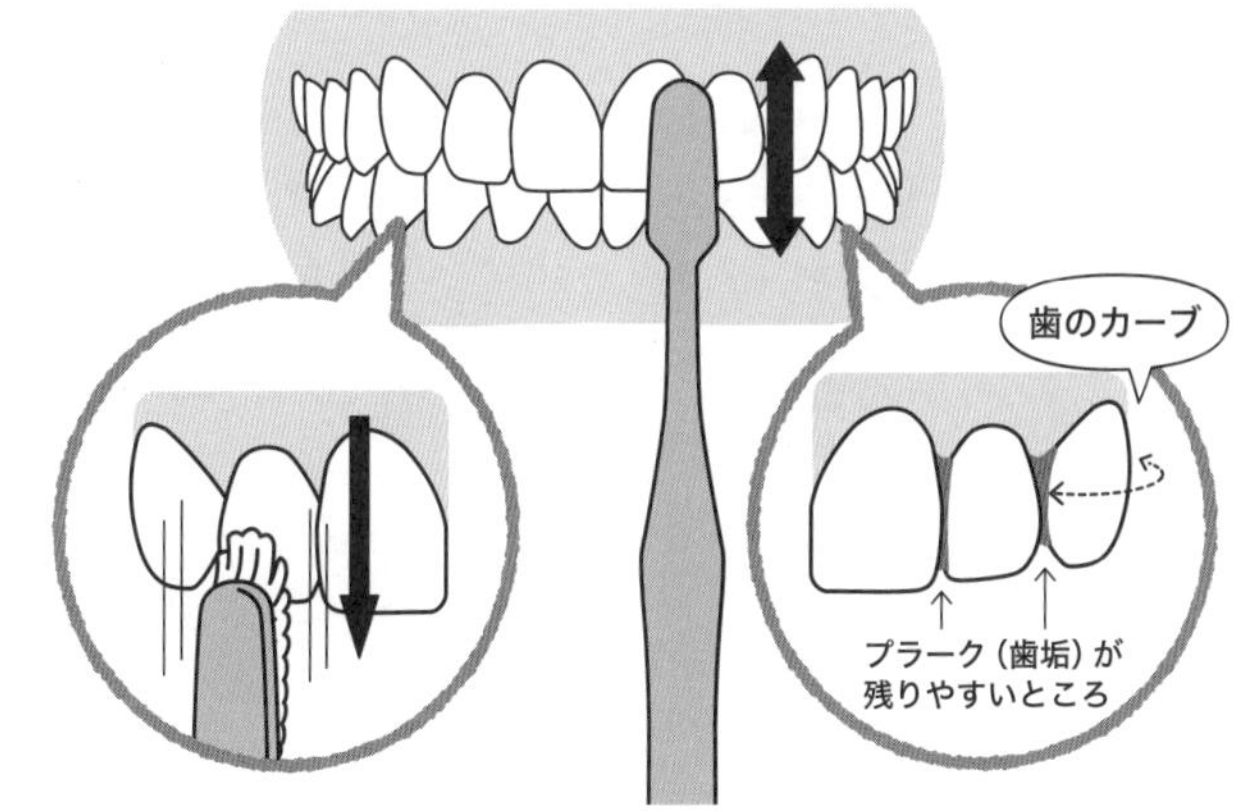

人参の皮をピーラーで剥くときのように、縦方向に磨いて、一本一本の歯の内側のプラークも除去していきましょう。

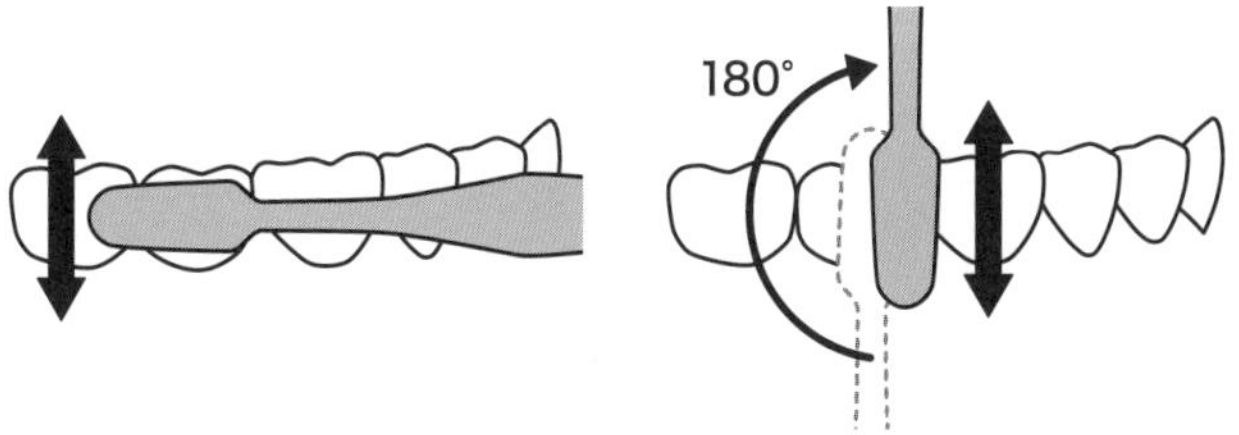

「磨きづらい」と感じたときは

奥歯の縦磨きが難しく感じる人もいます。慣れてくればうまく磨けるようになりますが、それまでは、上の図の縦磨きに挑戦しながらも、歯ブラシの向きを変えながら、しっかり歯と歯の隙間にアプローチできる方法を見つけましょう。

歯周病ケアに最適「バス法」

歯周ポケットのケアに特化した磨き方です。歯茎に対して45度の角度で歯ブラシを当て、横に小刻みに動かします。なるべく毛先の長いやわらかめの歯ブラシで磨きましょう。軽度の歯周病ならこの磨き方で治せます。

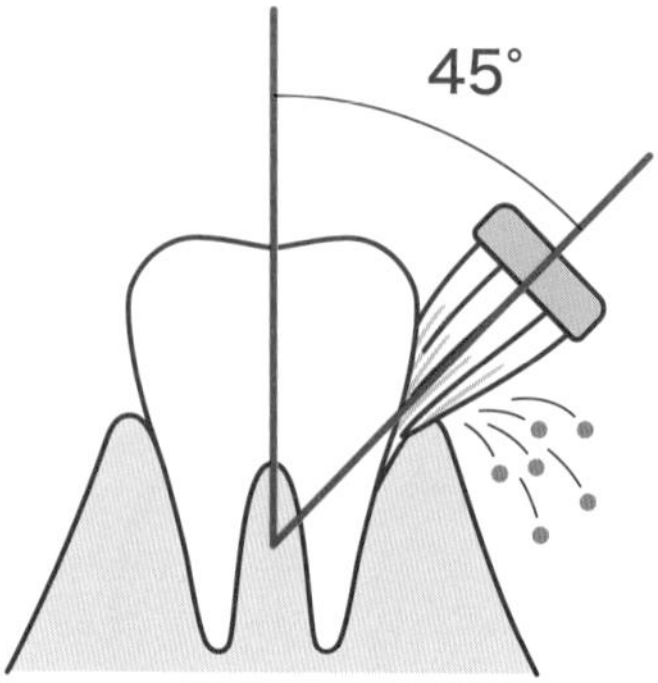

歯磨き後に血が出ると「磨き過ぎて、歯茎を傷つけた」と思うかもしれませんが、これは大きな誤解です。優しくバス法で磨いているならば、歯茎が傷ついているわけではありません。では、どうして血が流れるのか。詳しくは左ページで紹介します。

血が出た！

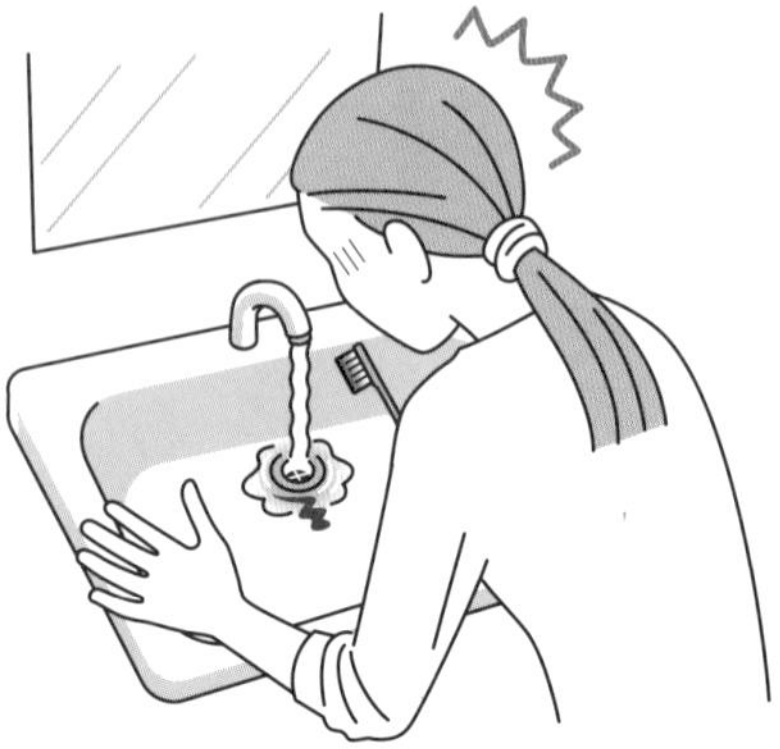

最初はうまくできているか、わからないかもしれません。毛先を歯にそわせるように歯周ポケットに入れるようにすると、スッと毛先が入っていきます。慣れないうちは鏡を使って視認するのがおすすめです。

歯磨きの出血は歯周病治療のチャンス！

歯磨きで血が出た。とくに前ページで紹介したバス法を使って磨き始めると、多くの人が血を出すことになると思います。

でも、安心してください。ここで出た血は、歯磨きによって歯周病を治療しているとも言えるのです。

歯周病になると、歯周ポケットの中で、免疫と歯周病菌の戦いが繰り広げられます。このとき、体は炎症反応を起こすので、どんどん歯茎に血液を送り込んでいきます。すると、小さな刺激や圧力を与えるだけでも出血が起こります。

しかし、この血の中には、大量の炎症性物質や歯周病菌が含まれています。じっさいに、このとき出る血は、サラサラしていますが、これは、歯周病菌が持つ酵素が血液の凝固作用を妨げる性質を持っているためです。

つまり、ここで出る血は、歯周病と免疫機能の戦いの中で流れている悪い血。ならば、どちらも体外に出してしまうのが、最良の選択です。

逆に、出血で歯磨きをやめるのは、本末転倒です。

実際に2週間ほどかけて、この血を出し切り、歯周ポケット内のプラークもしっかり除去できれば、血の凝固作用も戻るので、多少の刺激でも血は出なくなります。

ですから、歯磨きで血が出ても、気にしない、いえ、それどころか喜んでどんどん血を出しきってください。

ただし、力は弱めに、歯茎に毛先を当てないように。さらに、痛みを感じた場合、それは力を入れすぎか、歯茎に毛先が当たっているためなので、歯周ポケットに歯ブラシの毛先がしっかりと差し込まれていることを確認しながら磨いてください。

また、歯磨き後のうがいで吐き出した水に血が混ざっていないから、血が出ていない。と勘違いする人もいますが、それでは、少量ながら歯茎から血が出ていることに気づけません。

ですので、はじめのうちは、鏡で磨いた歯の確認をしてみましょう。すると、小さな出血を確認することができるはずです。そして、出血を確認したならば、歯周病治療に自身の歯磨きが大いなる活躍をしたと、その成果を喜んでください。

3つの歯磨き法ですべてを終わらせる

ここまで縦磨き、横磨き、バス法の3つの磨き方を紹介してきました。

ここで「おとなの歯磨き」をする目的を再度お伝えしますが、口内のプラーク（病原菌）を除去することにあります。

プラークの中には虫歯菌と歯周病菌が山ほどいますが、このプラークの除去には3つの磨き方だけでなく歯ブラシも一緒に使い分けることでより効果的です。

まずは、かための歯ブラシを使って縦磨きと横磨きの2つの磨き方で、歯の表面についたプラークをしっかりと除去していきます。

しっかり時間をかけて磨くことで、虫歯の脅威《きょうい》はかなり軽減できます。

しかし、まだ完全ではありません。歯周病菌の温床となっている歯周ポケットにも、プラークは残っています。

そこで、理想を言えば、ここでやわらかめの歯ブラシに持ち替えて、毛先をしっかり歯周ポケットに入れるバス法で磨いていきます。

前のページにも書きましたが、血が出たらむしろチャンスなので出し尽くすつもりで丁寧に優しく磨いていきましょう。

これらを実践すると、歯磨きだけでプラークの90％ほど落とすことができるため毎日の歯磨きはこれでほとんど完成形と言えます。

この3つの歯磨き法で毎日歯を磨けば、カイスの輪は、ほぼ外れるので、虫歯や歯周病を遠ざけることができます。

ただし、ここで1つ注意点。磨くときには、1本1本の歯に着目し、歯全体にブラシが当たらないところがないように、しっかり磨いてください。

これを実現するためのオススメな方法は、鏡で確認しながら磨くことです。とくに「おとなの歯磨き」を始めたばかりのころは、絶対に磨き残しがあるので、鏡で確認しながら磨いていくと、歯磨き技術が格段に向上し、だんだんと、自分の歯や歯茎が回復し綺麗《きれい》になっていくのを実感でき、嬉しさや自信もわいてきます。

とはいえ、プラークは強敵なので歯ブラシだけでは、まだ完璧ではありません。他のアイテムも使って、最後の仕上げといきましょう。

歯ブラシ交換は月に一度

歯ブラシを使っていて迷うこと。それは、歯ブラシの交換タイミングです。多くの人は、毛先が開いてきたら変え時という認識を持っていると思いますが、やはり歯ブラシは、おろしたての状態がもっともプラーク除去の効率が高く、使うたびに除去効率が衰《おとろ》えていきます。

そこで、なるべくおろしたての状態の歯ブラシを使っていただきたいので、早めの交換を推奨《すいしょう》します。では、どのタイミングで替えればいいのかというと、そこは、わかりやすく、毎月1日に替えていきましょう。

「月が変わったら歯ブラシ交換」

これなら忘れることなく歯ブラシを交換できます。さらに本書の歯磨きは、かためとやわらかめの二刀流なので、一本あたりにかかる負担を減らせます。これなら月に1度でも歯ブラシのポテンシャルを損なわずに交換することができるので、いつもさわやかで輝いた歯で毎日を過ごすことができます。

また、この月に1度の交換をスムーズにするためにも、歯ブラシはつねにストックを用意しておきましょう。

さて、ここまで、3種の歯磨き方法と2種類の歯ブラシについて紹介して来ましたが、ただ歯磨きするだけでは「おとなの歯磨き」とは呼べません。

歯磨きにプラスして、フロスや歯間ブラシなども併用すること。これをおこなうことで初めて「おとなの歯磨き」が完成するのです。

ということで、次からは、歯ブラシ以外のグッズの使い方を紹介していきます。

第2の歯磨き　歯磨きの後の「フロス」タイム

欧米にはこんな言葉があります。

「Floss《フロス》 or《オア》 die《ダイ》」

直訳すると「フロスをしろ、さもなければ死ね」です。

こんな恐ろしい言葉が用いられるほどに、欧米では浸透しているフロスですが、日本での使用率はイマイチ低めです。

しかし、歯磨きだけでは、歯と歯の間のプラークを完全に落とし切ることはできません。毎日、しっかり歯磨きしているのに、虫歯になった。という人もいるかもしれませんが、その人は、歯と歯の間にあるプラークが原因です。そこで、歯磨き後には、フロスで仕上げをしていただきたいのです。

フロスを歯と歯の間に入れ、歯の側面から歯周ポケットの中まで、フロスを上下と前後に動かして、プラークを除去する。歯磨きと同様に、フロスを入れる隙間《すきま》の順番を決めて取り漏れがないようにしてください。

フロスを使うと、出血したりプラークが糸につくことがありますが、水で洗ったり、糸の違う部位を使用するようにします。

また、フロスを使って血が出る場合もありますが、これはバス法で出る血と同じなので、気にせず使いましょう。ただし、フロスを使い慣れていないと、歯周ポケットの最深部を超えてフロスを入れてしまう場合があるので、フロスも痛みを感じない程度に使ってください。

また、しっかり歯磨きしているのに、フロスを使うと食べかすが取れることがありますが、これこそ磨き残しの証拠です。今までの歯ブラシがどれだけ不十分だったのかを認識し、新たな歯磨き道《どう》へ邁進《まいしん》していく糧《かて》にしてください。

歯磨きによる磨き残しの多くは歯の隙間にあるので、毎日使うのが理想です。初めてフロスを使う人は、最初のうちはなかなか使いこなせないと思います。しかし、こればかりは慣れです。最初は慎重に、鏡を見ながら、各歯の隙間にアプローチできるように時間をかける。そして、慣れてくればスッとフロスを隙間に入れるようになり、食べかすやプラークが取れることが楽しくなってくるので、使いはじめはなおさら毎日のフロスを忘れないようお願いします。

それでも、フロスが上手く使えないという人は、糸ようじタイプを使いましょう。とはいえ、紐タイプのほうが上下左右に自由に動かせるため、除去効率はこちらのほうが高いので、時々は紐タイプにも挑戦してください。

歯と歯茎の隙間を見つけたら歯間ブラシ

フロスの使い方をお伝えしてきましたが、年齢を重ねると歯周病が進行して歯茎が下がっていきます。すると若いうちは空いていなかった歯の根本の隙間《すきま》が大きく開いていきます。フロスは隙間の少ない細かいところで力を発揮しますが、この状態になってしまうとフロスだけではどうしても歯の汚れを除去しきれませんし、歯磨き効率も下がってしまいます。そんな歯の隙間が空いてきた方には歯間ブラシの併用を進めています。

歯間ブラシは、歯と歯の間の根元、ブリッジや、部分入れ歯のバネがかかる歯も驚くほど綺麗にできます。サイズは、4Sのように小さい物なら歯茎を傷つけません。最初は鏡を見て、歯と歯間ブラシが直角に交わるように歯と歯の隙間に差し込んで3往復ほど磨いてください。歯に沿わせ上下と前後に動かします。斜めにすると歯間ブラシが折れる危険があります。金属タイプは、しっかりと汚れを落とせますが、隙間が狭い場合にはゴムタイプの方が痛くありません。使ったことがない方も多いかもしれませんが、歯の根本に隙間を見つけたら積極的に使っていきましょう。

フロスと歯間ブラシの使い分け

フロス

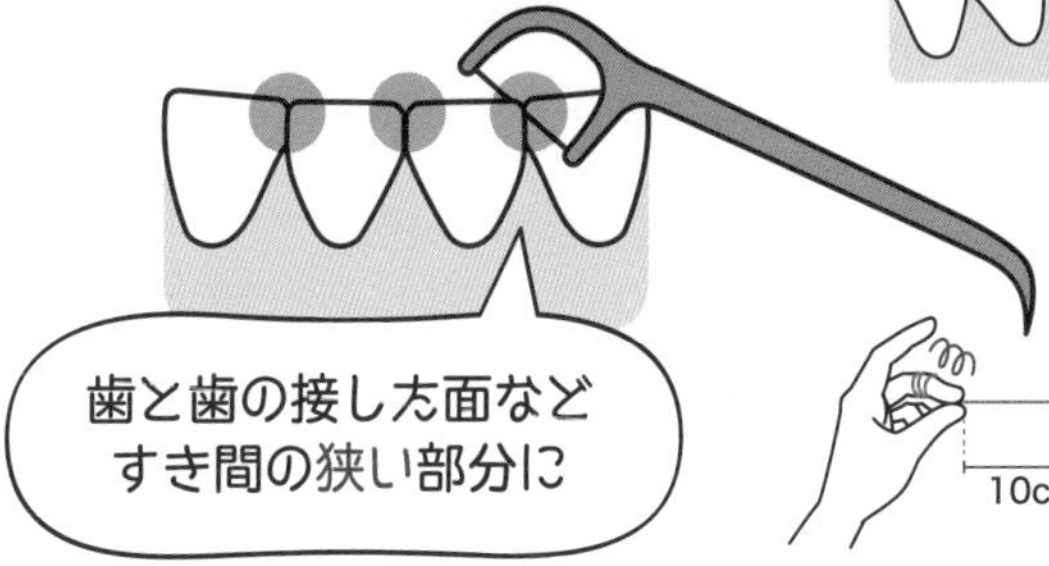

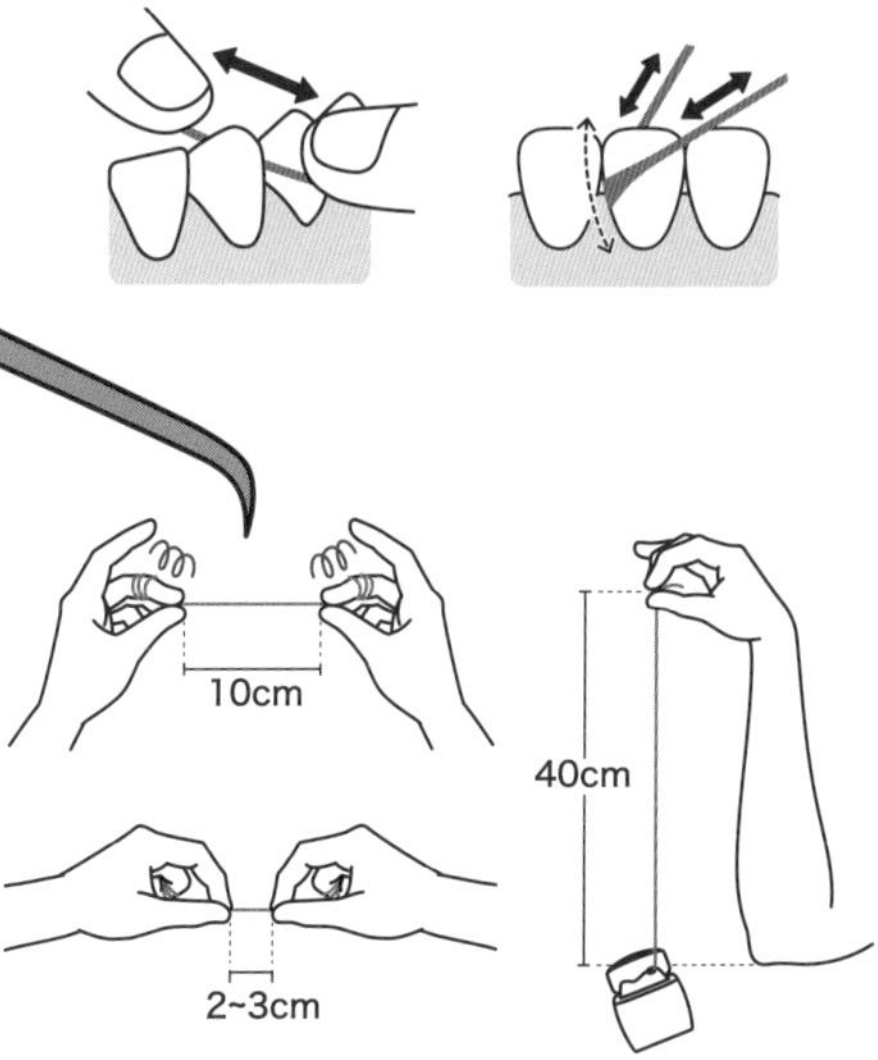

歯間ブラシ

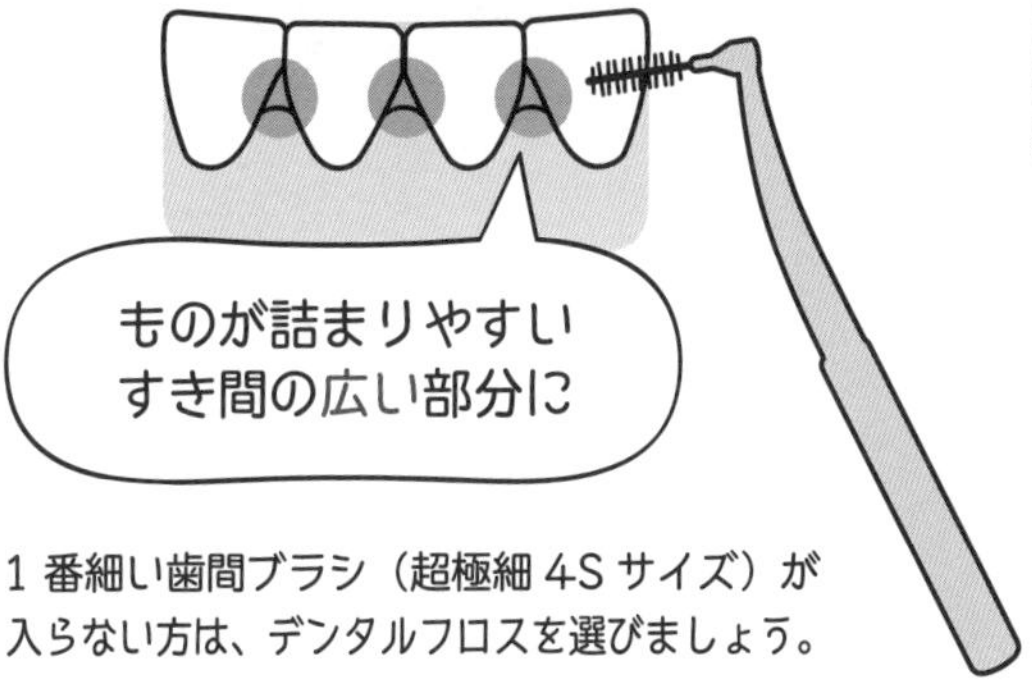

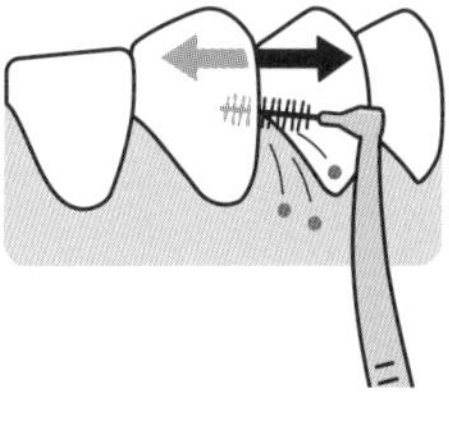

1 番細い歯間ブラシ（超極細 4S サイズ）が入らない方は、デンタルフロスを選びましょう。

最後の仕上げに「スポンジブラシ」

10分以上、3種類の歯磨き法で磨き、フロスや歯間ブラシで歯の隙間のプラークも落とす。これで、歯と歯周ポケットのプラークはほぼ落とせました。

しかし、それでもまだ落とされず残っているのが、プラークの恐ろしいところです。では、残りのプラークはどこに潜んでいるのかというと、それは歯茎です。

もし、7大道具の歯垢染色剤を購入したのなら、ぜひ試していただきたいのですが、歯磨き、フロス後に歯垢染色剤を使ってみると、歯茎が真っ赤に着色されているのをその目で確認することができます。

しかし、歯ブラシでは歯茎を磨くことはNGです。歯ブラシの固い毛先では柔らかい歯茎を傷つけてしまいます。歯茎にプラークが残っている。しかし、磨いてはいけない……。

このアンビバレンツな難問をクリアしてくれるのが「スポンジブラシ」です。

主に介護現場など、歯磨きが困難な人などに使われているスポンジブラシですが、これほど歯以外の場所を清掃するのに優れたアイテムはありません。

スポンジブラシを水で湿《しめ》らせて絞った後、歯茎をスッスッと磨いていくと、綺麗にプラークを落としてくれます。歯茎は、普段磨くことのない場所なので、最初のうちは違和感を覚えるかもしれません。しかし、たっぷりばい菌が付着している場所なのでしっかりと綺麗にしましょう。

また、スポンジブラシは歯茎だけでなく、口内全体を磨くのにも適しています。舌や頬の粘膜など口内全体をスポンジブラシで磨くのも菌を減らすための有用な手段です。

さて、2種の歯ブラシ、フロス、スポンジブラシ。これらを使えば口内のプラークはほぼ壊滅状態です。これを毎日続けていけば、虫歯にも歯周病にも罹らない人生を送ることができます。

そして、この4つのアイテムをセットで使い、歯だけでなく「口内全ての病原細菌を綺麗にする」これこそが「おとなの歯磨き」です。

スポンジブラシの使い方

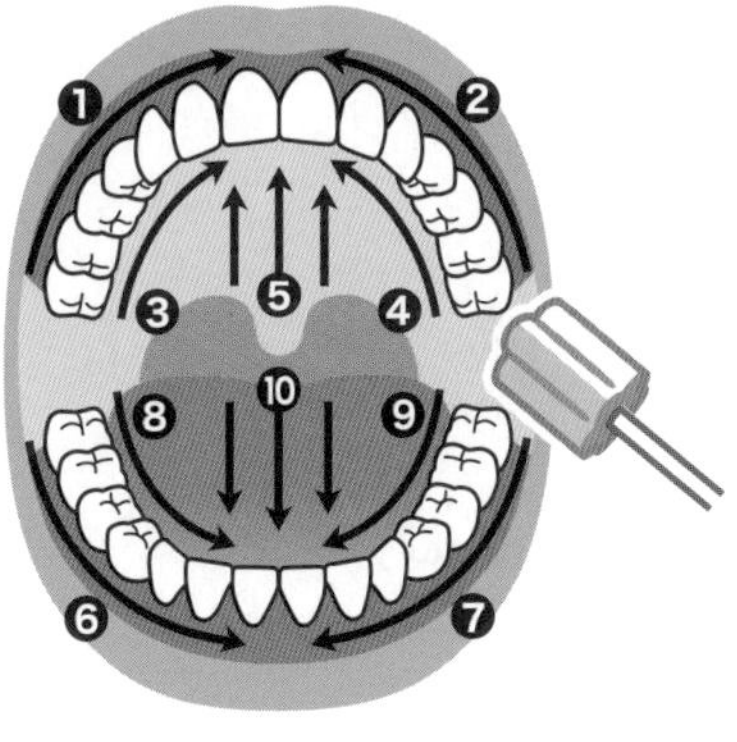

菌が器官に行かないように喉の奥から
手前に優しく滑らせるように磨こう!

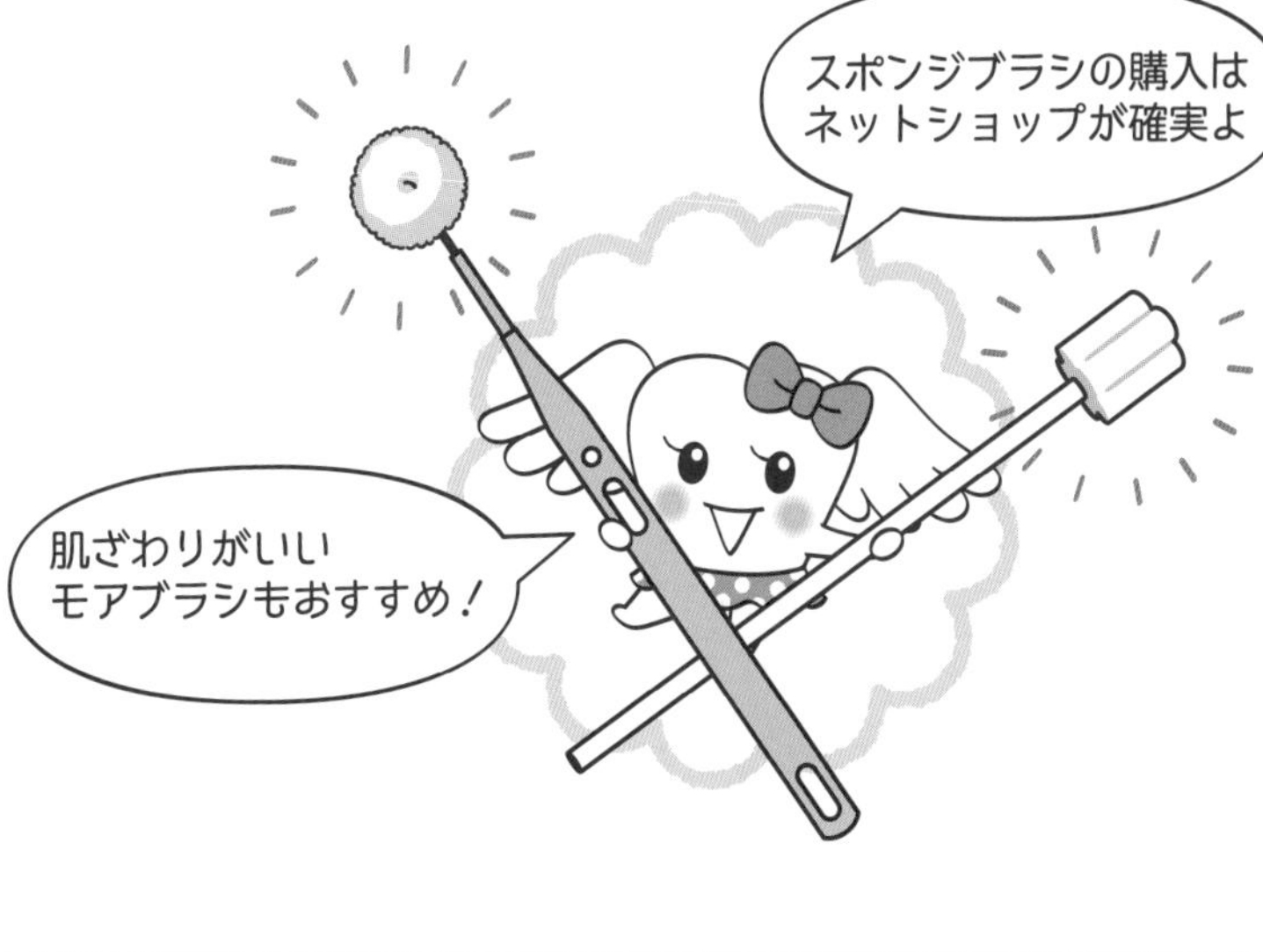

スポンジブラシの購入は
ネットショップが確実よ
肌ざわりがいい
モアブラシもおすすめ!

究極の歯磨き粉を使ってみる

これまで出てきた7大道具は、歯ブラシ2種、フロス、歯間ブラシ、スポンジブラシの4つ。ということで、ここからは残り3つのグッズについて紹介していきます。

さて、歯磨きと言えば、お供となるのが歯磨き粉。皆さんもそれぞれ好みの歯磨き粉があると思いますが、本書でおすすめする歯磨き粉は「塩」それも、ミネラル成分のたっぷり入った「天然塩」を強くおすすめします。

何がおすすめなのか。というと、やはり「天然」ということです。人間の体というのは、もともと自然の中にあるものを取り入れて生活しているので、やはり、自然物がなるべくそのままの形で残っているほうが、体との相性は良いのは当たり前です。

市販の歯磨き粉には、汚れを落とすための界面活性剤《かいめんかっせいざい》「ラウリル硫酸《りゅうさん》ナトリウム」や味つけとして用いられる「サッカリン」などが含まれていて、さらに、香料によって磨いた後にスッキリとした清涼感《せいりょうかん》も味わえます。このように、歯を磨くことに特化しているだけあって、良い効能を持ってはいますが、これらは、発ガン性物質や味覚障害を引き起こすとも言われています。もちろん、人体に悪影響を与えるほどの量が含まれているわけではありませんが、加工食品や化粧品など、皆さんの体は知らないうちに少量の毒物をいろいろなところから取り込んでいる可能性があります。もちろん、1つ1つの量は問題ありませんが、とはいえ、有害ではないけれど無害とも言えない。といったレベルですので、この機会に完全なる天然物である塩を歯磨き粉に使うことも検討してみてください。口内では、多くの粘膜で覆《おお》われていますが、粘膜は悪いものでも吸収しやすいので、口に何をいれるかで健康度がかわります。

さて、天然塩を使う理由は、無害だから。だけではありません。歯磨き粉として塩を使うメリットもたくさんあります。

まず、香料が入っていないこと。これは、歯磨き後の爽快感《そうかいかん》が失われるというデメリットにもなりますが、たとえば、食事前に歯を磨くときには、大きなメリットになります。

食事前に歯を磨く習慣はほとんどの人がないと思います。しかし「おとなの歯磨き」を続けていると、口内の状況にだんだんと敏感になってきます。そのため、食事前に、少し口内が粘ついている。と感じたり、唾液に少し変な味がついているな。と感じたときは、食事前でも歯を磨いてみてください。市販の歯磨き粉では、その味が食事の邪魔になってしまいますが、塩ならそんなことはなく、軽く磨いてしまったほうが食事も美味しくなります。

そして、天然塩は、歯磨き粉としての効能もしっかり持っています。塩は浸透圧《しんとうあつ》効果が見込めるため、歯磨きに使うことで口内にいる病原菌の水分を吸い出すことができるため、大きな殺菌効果が見込めます。さらに、浸透圧によって歯茎から余計な水分を取り除くことができるので、歯茎をしっかりと引き締めることができます。

57〜58ページで、歯周病のレベルを歯茎の色などで示していますが、とくにレベルが上がった歯茎の色をしている人は、この塩磨きの効果をその目で感じることができます。人によって、効果が出てくる月日は違いますが、続けていれば、歯茎はどんどんきれいなピンク色へと変わっていくので、この変化を楽しみながら続けていくのも塩磨きの効能とも言えるでしょう。

そもそも塩は、もともと歯磨き粉として使用されていた歴史もあり「こどものころ塩で歯を磨いた」という高齢者は沢山います。

塩を使うことで、塩分のとりすぎが気になるかもしれませんが、そもそも一度の歯磨きで使う塩の量は、歯ブラシにチョンとつけるくらいですから、1グラムほどしかありません。さらに、歯磨き後はペッと塩を吐き出してしまうので、ほとんど塩分は入りません。ちなみに、塩をとりすぎることによる被害は、塩に含まれるナトリウムが、むくみ、高血圧、腎臓疾患《じんぞうしっかん》、不整脈《ふせいみゃく》などを引き起こしているのです。

しかし、天然塩なら普通の食塩よりもナトリウム含有量が少なく、その分、ミネラルが豊富に含まれているので、選ぶときには、なるべくミネラル含有量《がんゆうりょう》の多い物を選びましょう。

これだけ多くのメリットがある天然塩なので、使わない手はありません。ただ、唯一とも言えるデメリットが、清涼感が感じられないこと。そのため、使い慣れていない間は、歯を磨いた気にすらなれないかもしれません。

こればかりは、慣れてもらうしかありませんが、面白いことに、いざ塩に慣れてしまうと、普通の歯磨き粉を使ったとき、歯磨き粉独特の甘ったるさを「変!」と感じたり、歯磨き粉の清涼感を「なんか、嘘臭い」と感じるなど、人工物に対して敏感な反応を示す人も多いのです。

このような変化もまた「おとなの歯磨き」の大きな楽しみになるので、天然塩での歯磨きに挑戦してみてください。

良い天然塩の
栄養成分表示（100g 当たり）

熱量	0kcal
タンパク質	0g
脂質	0g
炭水化物	0g
食塩相当量	72.6g
マグネシウム	3310mg
カルシウム	832mg
カリウム	1000mg
鉄	0.14mg

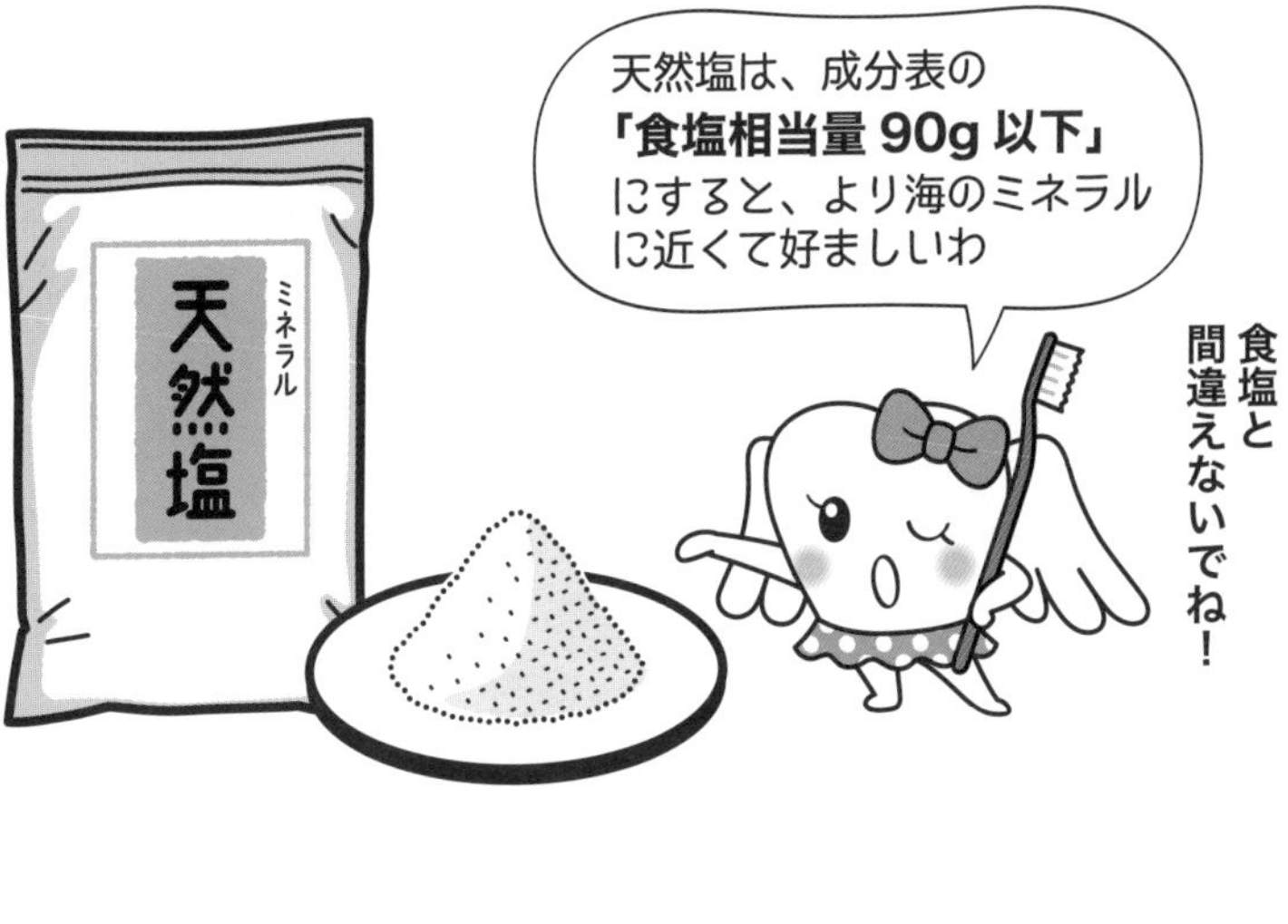
天然塩は、成分表の
「食塩相当量 90g 以下」
にすると、より海のミネラル
に近くて好ましいわ
ミネラル
天然塩
食塩と間違えないでね！

磨きづらい歯でも安心「ワンタフトブラシ」

しっかり歯を磨いているのに、虫歯になった。そういう人も珍《めずら》しくありません。もちろん、それは「こどもの歯磨き」で磨いていたため、プラークを落としきれず虫歯になったという可能性もありますが、じつは「おとなの歯磨き」でしっかりプラークを落とし切ったと思っていても、虫歯になることがあります。

その原因は、やっぱり磨き残し。

歯の形は人によって違います。そのため、形がいびつな歯はどうしても磨き残しができやすかったり、磨き方のクセで磨き残しを出してしまったりと、しっかり磨いたつもりでも、虫歯や歯周病になることは充分ありえます。

そんな磨き残しをケアするのがワンタフトブラシです。

極小のヘッドを見ても分かる通り、この小ささなら、磨き残しの多い奥歯にもしっかりアプローチすることができるため、どうしても磨き残してしまう歯があるなら、これを使って完璧に仕上げていきましょう。

とはいえ、そもそも磨き残しがなければ、このブラシを使う必要ありません。では、どうすれば磨き残しをなくせるのかというと、やはり鏡を見ながら歯磨きをすること。これだけで、ほぼ磨き残しをなくせるので、鏡で確認しながら歯を磨くことをおすすめします。さらに次ページで紹介する歯垢染色剤を併用することで、磨き残しをゼロにしていきましょう。

ワンタフトブラシの使い方

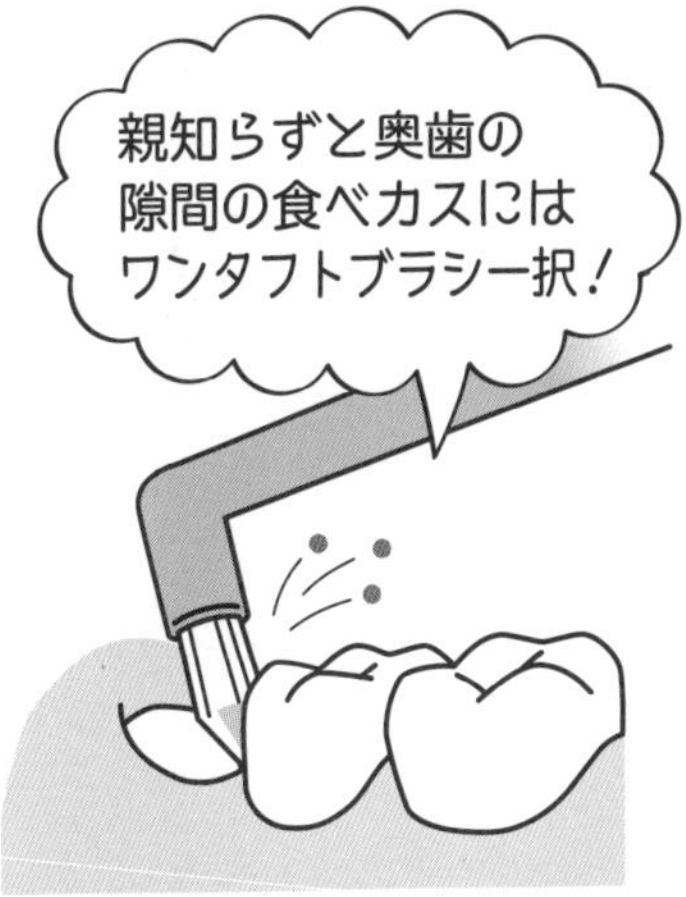
親知らずと奥歯の
隙間の食べカスには
ワンタフトブラシ一択！

歯肉に埋もれた親知らず

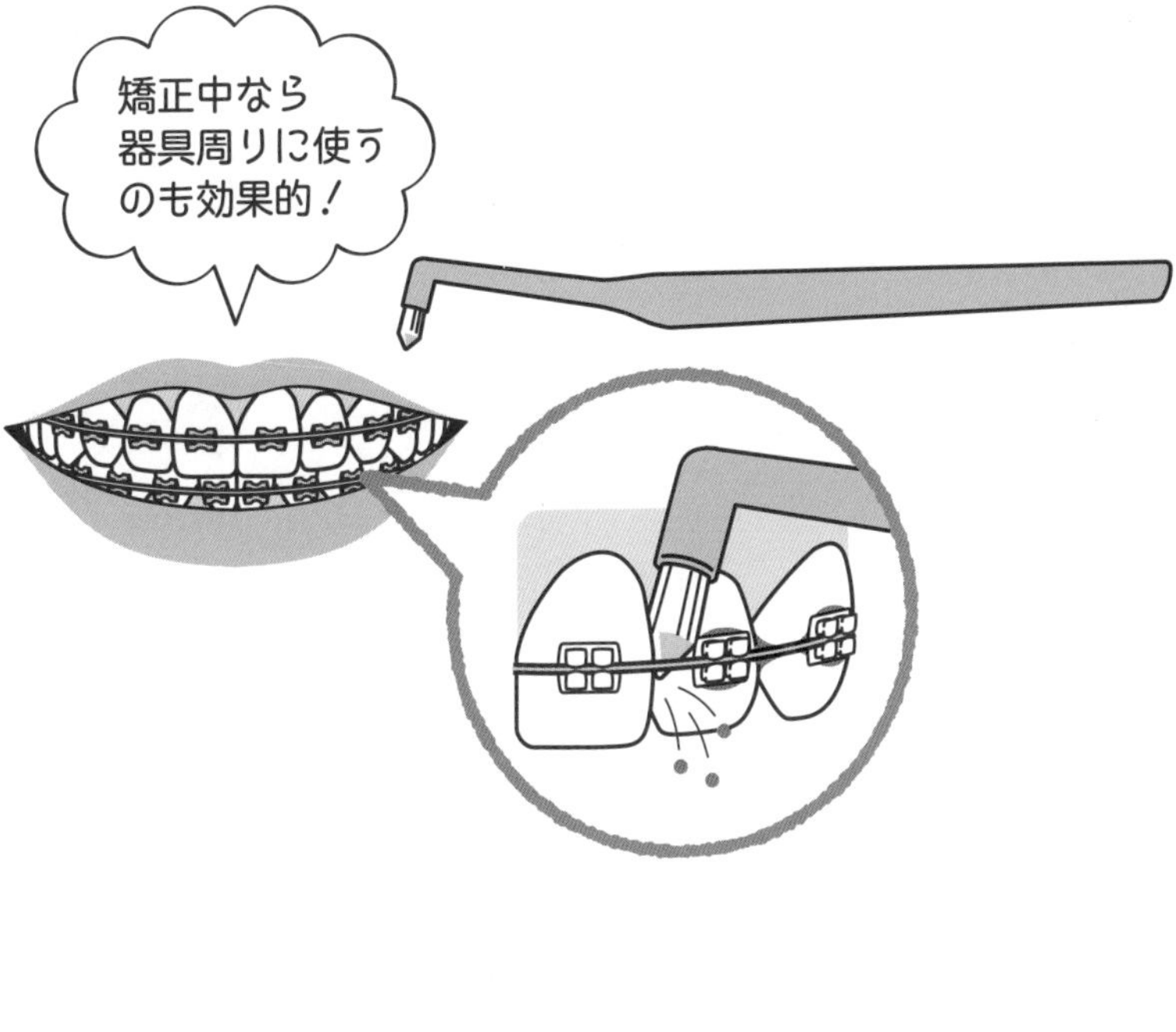

1ヶ月の総決算！「歯垢染色剤」を使って弱点を克服

いよいよ最後のグッズ「歯垢染色剤《しこうせんしょくざい》」です。

歯垢染色剤とは、錠剤《じょうざい》を噛むことにより、歯についたプラークを赤く染めるものです。本来なら、虫歯など実害がないとわからない磨き残しを視覚で教えてくれる優れたアイテムです。

普段からしっかり歯磨きをして自信持っている人でも歯垢染色剤を使ってみると、意外にも濃く染まる部分があるものです。とくに「おとなの歯磨き」初期は、どうしても磨き残しが出てしまいます。

そこで、月末に自分の歯磨きの成果を総決算という形で歯垢染色剤を使ってみましょう。歯垢染色剤の結果を歯磨きに反映させていくことで、来月からは濃く染まった部分を丁寧に磨こうという意欲につながるため、どんどん歯磨きが進化していきます。

また、歯垢染色剤は歯だけでなく歯茎にも有効ですので、赤く染まった部位をスポンジブラシで綺麗にすることにより、さらにプラークを落とし切ることができるようになります。

歯垢染色剤を使って、磨き残した部分を磨くと歯ブラシも真っ赤に染まりますが、毎月1日は、歯ブラシ交換デーなので、真っ赤になっても問題ありません。これも、月末に歯垢染色剤を使う大きなメリットです。

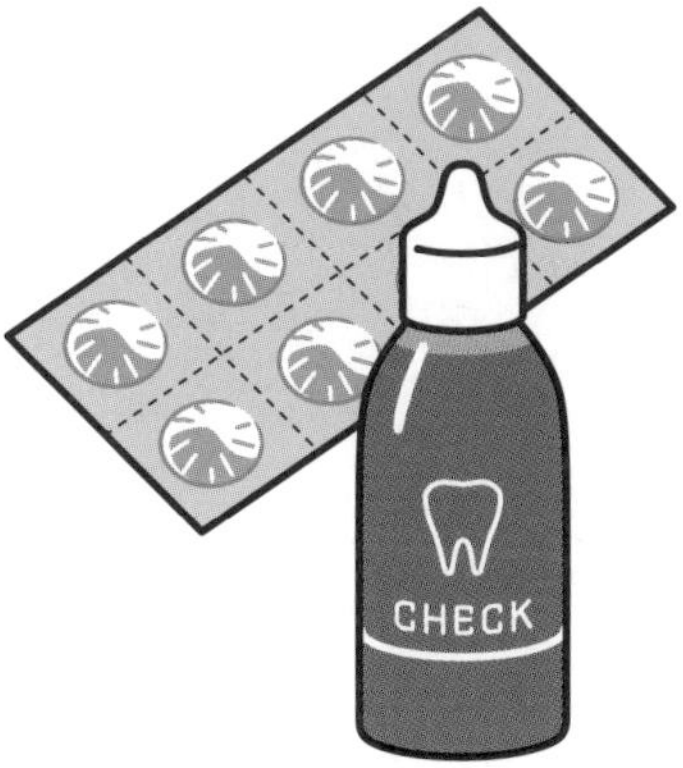

歯垢染色剤購入ガイド

どこで買うの？

ドラッグストアで売っていることもありますが、より確実に買うならネットストア一択です。

お値段は？

物によってマチマチですが、液状ならばだいたい500円程度。錠剤タイプなら200錠で2400円ほどです。

使い方は？

錠剤タイプは、よく噛みつぶして、口内に行きわたらせてください。うがいは優しくして、赤い水が飛び散らないように注意してください。塗《と》布《ふ》タイプは綿棒などに付け鏡を見ながら一本一本の歯にしっかりと塗布します。しかし、液体タイプは扱いが難しいので、錠剤タイプがおすすめです。

毎日の歯磨きを長時間続ける方法「ながら磨き」の極意

2本の歯ブラシを使って天然塩で10分間の歯磨き。そして、仕上げのフロスに総仕上げのスポンジブラシ。さらに、磨き残し用のワンタフトブラシに月に1度の歯垢染色剤。これら7大道具を駆使して歯を磨くのが「おとなの歯磨き」です。でも、どうでしょう？　こうは思いませんか？

「こんなに大変なんだ……」

「歯磨きにフロスにスポンジブラシって20分くらいかからない？　無理！」

このように意気消沈《いきしょうちん》しかけている方もいるかもしれませんが、どのようにしたら歯磨きのモチベーションを上げられるのかをお伝えします。

「おとなの歯磨き」で使うのは、主に手、さらに鏡を見ながら歯磨きをするのであれば、目も使います。でも、これだけです。耳が空いてます。鏡を見なければ目が空いています。歯ブラシは左右の手に持ち替えながら使うので、常に片手が空いてます。

これだけ空いているなら、テレビを見ながら、動画を見ながら、音楽を聴きながら、SNSを見ながら、明日の仕事の準備をしながら、お風呂に入りながら、スクワットをしながら、などなど。人の数だけ色々な「ながら」を作って歯を磨くことができます。

この「ながら磨き」をおこなえば、長い歯磨き時間も余裕で耐えることができます。さすがに朝は忙しいという人も多いと思いますので、毎日寝る前の歯磨きだけでも、ながら磨きに変えて一ヶ月は続けてみてください。きっと劇的な変化を感じることができると思います。

とくに大きく変化するのが、口内に対する感度です。「おとなの歯磨き」で、毎日徹底してプラークを落とすように磨いていると、口の中は常に清潔に保たれているため、少しでも状態が悪いとすぐに感知することができます。

さらに、今は多くの人が「なんとなく」や「磨かなきゃ」という受動的に歯磨きをしていると思いますが「おとなの歯磨き」の場合、かかる時間も長いので「今日もしっかり磨こう」という能動的な気持ちで磨くことになります。すると、必然的に磨いた後の結果も感じやすくなるため、清潔な状態が少しでも損なわれると、こんな気持ちが湧きやすくなります。

「あれ？　今日はいつもより口の中が粘つく」

「口の中の味がいつもと違う？」

こうして口内の異変にすぐに気づくことができれば、放っておくのが気持ち悪くなり、歯磨きがしたくなる。このような美しい歯磨きサイクルを作ることができます。

人間は、環境に慣れる生き物です。これまでは、磨き残しのプラークや口の中の病原菌がわんさかいる状態が普通でした。そのため、多少口内で菌が繁殖しても、それほど気になることはなかったと思います。

しかし、これからは違います。「おとなの歯磨き」でプラークをしっかり取り除き、病原菌も繁殖しづらい状態を作り続けていれば、清潔であることが日常になり、この状態に慣れていきます。清潔に慣れれば、その逆の不潔な状態に耐えられなくなっていくものです。

毎日10分以上歯磨きをする。と聞くとモチベーションの維持が大変に思う方がいるかもしれませんが、口内の清潔を維持できれば、モチベーションなんていりません。自然と歯を磨きたくなっている自分に出会えます。

大事なことなので、もう一度言わせてください。虫歯や歯周病は、数多くの病気を引き寄せる本当に恐ろしい病気です。未来のことは誰にもわからない。とは言いますが、現在、高齢者の歯磨き指導をしている立場、つまり皆さんの歯の未来を知っている私から言わせていただくと、高齢者が生きてきた時代よりも、今の人たちの食生活は、虫歯菌や歯周病菌が繁殖しやすい環境に変わっています。その分、知識や技術は向上してはいますが、歯磨きに関しては、本章の冒頭でも言いましたが、今の歯磨きではプラーク除去という観点では不十分です。そのため、虫歯や歯周病で苦しむ未来を選ぶリスクも高まっています。

その未来の自分を変えることができるのは、今の自分です。

また、口は生きるための入り口です。そこを清潔に保っていると、食事が美味しく感じられたり、人と会うときも少し自信を持って会えたり、朝の歯磨きで頭がリフレッシュして集中力が増すなどなど、とにかく気持ちの良い毎日が過ごせるようになるので、ぜひとも今日から「おとなの歯磨き」を実践していきましょう。

歯ブラシがなくても使えるうがい磨き

ここからは「おとなの歯磨き」以外で歯磨きにまつわることについて紹介していきます。まずは、うがいです。

うがいと言っても皆さんがやっているガラガラうがいだけでは効果が低いので、これにブクブクうがいも追加してください。うがいのコツは、口に含む水の量を「少なく」することと「前後左右」にブクブクと口内のあらゆるところに水を通すようにうがいすることです。横方向にブクブク、くちびる側から喉側へと、歯の間を通すようにブクブク。回数は1回10秒×3回くらいおこなうのがベストです。

うがいは、口内に残ったプラークを外に出すためにおこないますが、どうしても時間がないときは歯磨きの代わりにもなります。

　個人差によって大きく変わりますが、食事後8時間程度で菌が増殖してプラークを形成します。

　一度プラークになってしまうと硬い歯ブラシで根こそぎ削《けず》り取らないといけませんが、食後すぐなら、うがいだけでも、ある程度は菌を取り除くことができます。もちろん、歯ブラシで磨いた方が効果は高いのですが、どうしても時間がないとき、外出中で歯ブラシを使うのが困難な場合、うがいだけでも実践しましょう。また、天然塩を水に少量溶かしてうがいをするとより効果が高まるのでおすすめです。

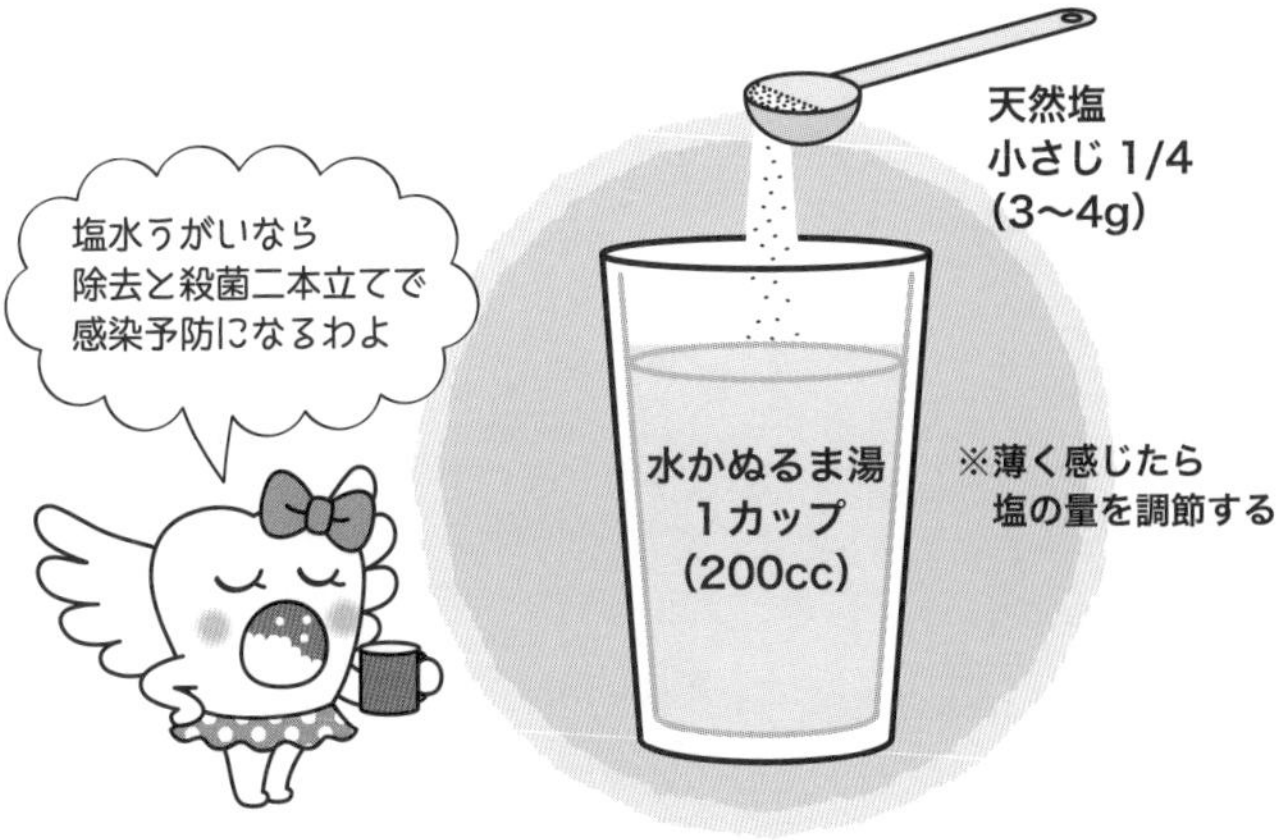
天然塩
小さじ 1/4
(3～4g)
塩水うがいなら
除去と殺菌二本立てで
感染予防になるわよ
水かぬるま湯
1カップ
(200cc)
※薄く感じたら
塩の量を調節する

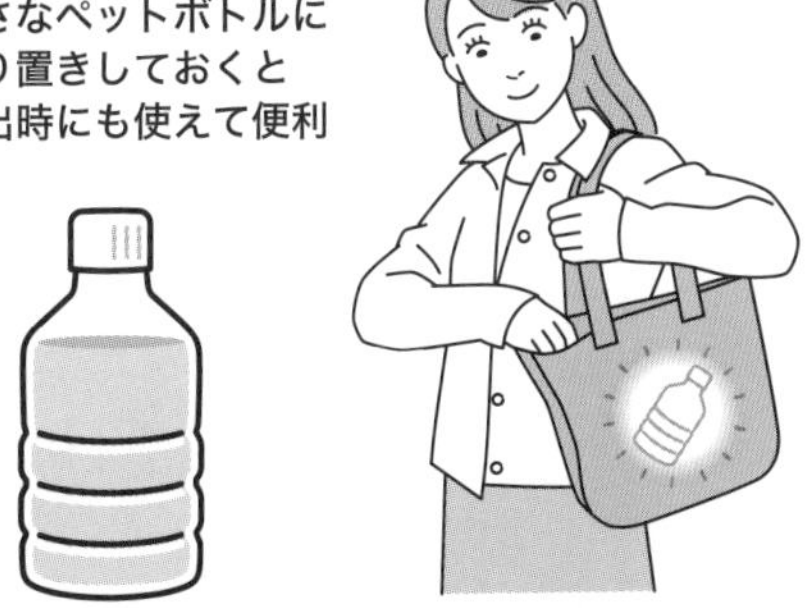
小さなペットボトルに
作り置きしておくと
外出時にも使えて便利

ズボラーさんのための「プチおとなの歯磨き」

まずは、ここまで紹介した「おとなの歯磨き」の復習をしていきましょう。

歯ブラシは、かためとやわらかめの二刀流。そして、毎日の歯磨きは、かための歯ブラシで歯の表面を横磨き、歯の奥を縦磨きでプラークを落とし、その後、やわらかめの歯ブラシに持ち替えて、バス法で歯周ポケットのプラークも除去。その後、フロスで歯と歯の隙間のプラークも取り除き、最後はスポンジブラシで、歯茎や口内についているプラークもやっつける。

こんな歯磨きを毎日続けるのが「おとなの歯磨き」です。

これまで10分以上の歯磨き。と紹介してきましたが、これらすべてをおこなうと、だいたい30分以上の時間を有《ゆう》することになるでしょう。

でも、この毎日の30分で未来の口内の健康と多くの病気を遠ざけると考えれば、決して損はしない投資といえるでしょう。

とはいえ、時間が取れない、ついつい忘れてしまう、歯磨きにそこまでお金がかけられない。などの理由から「おとなの歯磨き」が困難な人もいることでしょう。

そこで、ここでは、そんな人のための「プチおとなの歯磨き」を紹介します。

月曜日～金曜日は、気が向いた時に、かための歯ブラシで歯のプラークを落とすだけでOK！　のんびりと動画やテレビでも見ながら、10分以上磨いていきましょう。

歯についたプラークさえ落としておけば、歯肉溝《しにくこう》を嫌気状態にできないので、新たな歯周病の原因は取り除かれています。そのため、虫歯菌や歯周病菌の繁殖速度も遅らせることができるので、平日はこのような歯磨きでもOKとまではいきませんが、許容範囲内です。

ただ、平日にズボラを満喫した分、週末は、ガッツリ「おとなの歯磨き」をおこないましょう。

磨き残して進行した歯肉炎やそもそも進行していた歯周病のため、やわからめの歯ブラシで歯周ポケット磨き。さらに、フロスやスポンジブラシもしっかり使った「おとなの歯磨き」フルコースをおこなうようにしてください。

この「プチおとなの歯磨き」でも最低限のケアはできていますが、じつは、実際に「おとなの歯磨き」を実践していただくと、ほとんどの人が、楽しんでおこなってくれます。

「実際にやってみたら口の中が気持ちよかった」

「朝起きたときの口の中のネバつきがなくなった」

「歯垢染色剤で染め上げたとき、染まった歯茎を見て、そんなのが自分についてるなんてと思い、真剣に向き合うようになった」

「しっかり歯を磨かないと、口が粘ついて気持ち悪く感じるからもうやめられない」

「やってみたら、フロスが思った以上に楽しくてくせになった」

などなど、感想は様々ありますが、皆一様《みないちよう》に「おとなの歯磨き」を楽しんでくれています。

歯科医の間では「口は命の入り口、魂の出口」とも言われてるくらいですから、命の入り口をいつもきれいに清潔に保つことは、病気を防ぐという意味での健康だけでなく、気持ちや心にも良い影響を与えるのだと実感しています。

ですので、ここではズボラーさんに向けた歯磨きを紹介しましたが、いきなり「プチおとなの歯磨き」をおこなうのではなく、はじめはガッツリとフルコースの「おとなの歯磨き」をおこなっていただければと思います。

誰でも楽々簡単！ 電動歯ブラシとの向き合い方

歯ブラシも技術の進歩によって変わってきています。その中でもシェアを獲得してきているのが電動歯ブラシです。電動歯ブラシは歯ブラシを高速で回転させることで、プラークの除去効率をあげる。最近では、ホワイトニングにも効果がある。など、様々な効能を謳《うた》っている商品がありますが、結局のところ、その最大の魅力は、ただ歯に当てるだけで歯磨きができるということだと思います。

では、電動歯ブラシには、歯磨きでもっとも大切な実際のプラーク除去効果はどれくらいあるのか。というと、残念ながら、手動の歯ブラシよりも効果は劣《おと》っているというのが現状です。

実際、私は大学病院で歯の先進医療をおこなう診療科で、数多くの電動歯ブラシユーザー方を見てきましたが、その人たちに歯垢染色剤を使うと、前歯など凹凸の少ない歯はきれいなのですが、カーブのきつい歯は真っ赤に染まってしまうのです。

本書では横磨き、縦磨き、バス法と3つの歯磨き法で磨いていきますが、このような磨き方だと、1つ1つの歯を立体的に磨けます。

この差により、電動歯ブラシより手磨きのほうがプラーク除去率を高めることができるのです。

とはいえ、電動歯ブラシを全否定するつもりはありません。機械としての機能は優れていますし、電動歯ブラシを使うことで歯磨きが楽しくなるなど、気持ちの面でプラスに働くのならば、電動歯ブラシも有効です。ただし、電動歯ブラシだけでは、やはり多少の不安があるので、フロスやスポンジブラシなどを併用することを忘れずにお願いします。

口臭ケアの味方！　薬用マウスウォッシュとの向き合い方

口臭ケアグッズとしても有名な薬用マウスウォッシュについて解説します。マウスウォッシュといえば、歯磨きができないときや誰かと会う前のエチケットとして使う方も多いと思います。

もしかしたら、歯磨きがめんどくさい時に、マウスウォッシュで代用している人もいるかもしれません。

では、マウスウォッシュはどれくらい口内にとって効果的なのでしょうか。まず気になる口臭についてですが、香料が含まれていることから一時的な効果は大《おお》いにあります。人と会うことを気にかける人には確かに便利なグッズです。

ですが、これはあくまで一時的で、口臭の解決には至っていません。

口臭の原因は、基本的に歯周病の進行によってもたらされるものです。ですので、口臭が気になる。という方は「おとなの歯磨き」を徹底して、口内のプラークをできる限り落とすことが最優先です。

また、多くのマウスウォッシュは殺菌効果を謳《うた》っていますが、これは口内の表面的な菌しか効果を発揮しません。1章でも紹介しましたが、プラークは唾液でも流されないほど水に強いのです。そのため、マウスウォッシュでは、こびりついたプラークに対して表面にしかアプローチできないため、歯磨きの代わりにはなりません。また、この殺菌効果によって口内の善玉菌まで殺してしまい、強い悪玉菌だけが残ってしまう。ということにもなりかねません。

結果的に、病原菌を増やしてしまう原因にもなりうるので、むやみにマウスウォッシュを使って安心だと思っていると、本末転倒な結果になりかねません。

ですので、人と会う前など、一時的でも口臭予防の効果が欲しい。などを前提に使うようにしましょう。

マウスピースで口の中に平和を取り戻そう

歯を守るにはゴールデンルールが存在します。それが、「病原細菌の除去」と「力のコントロール」です。

本章では、「おとなの歯磨き」を実践するに当たり、歯ブラシはペンを持つような握り方で持ち、優しくシャカシャカと磨くようにする。という力のコントロールについては紹介しましたが、歯ぎしりがある人は、歯ブラシだけでなく、知らぬ間に「歯に負担をかけている圧力」もコントロールしなくてはいけません。

なにしろ歯ぎしりは、想像以上にひどい悪さをしているのです。

そこで、28〜30ページでも紹介しましたが、もう少し詳しく「歯ぎしりとマウスピース」について紹介します。

歯ぎしりは、寝ている間に「ギリギリ」するものというイメージがありますが、ギューと上の奥歯と下の奥歯を食いしばる行為も歯ぎしりの一種です。

また、起きているときでも、仕事や勉強に集中していると、知らぬ間に食いしばっている人も大勢います。

とにかく、歯ぎしりは「知らぬ間に」というところがポイントで、多くの人が「まさか、自分が歯ぎしりをしている」とは思っていないのです。

私がこれまで治療してきた体感をもとにすると、男性なら9割、女性でも5割のほどの割合で、歯ぎしりの証拠をしっかりと口内に残しています。

そこで、まずは自分が歯ぎしりをしているのかどうかを確かめましょう。

この4つのうちどれか1つでも該当している場合、ほぼ歯ぎしりをしていると思って間違いありません。

あなたの歯ぎしり度 チェック

1）歯の先端が不自然に削れている

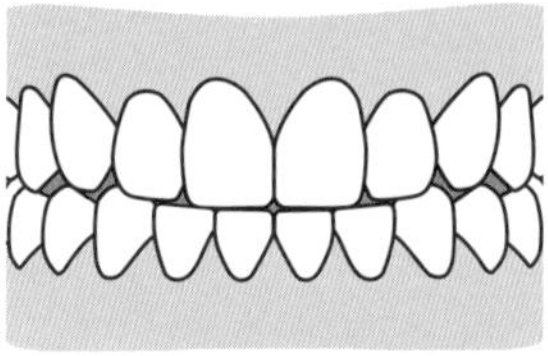

正常な状態

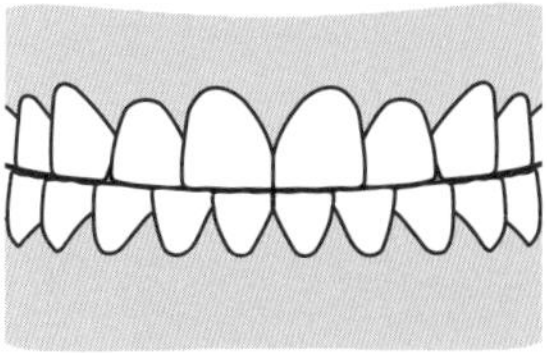

歯が削れている

2）骨隆起《こつりゅうき》がある

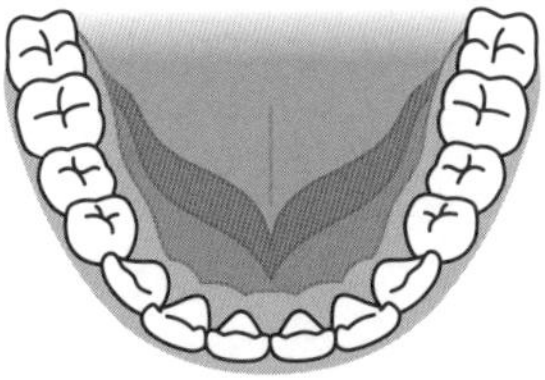

正常な状態

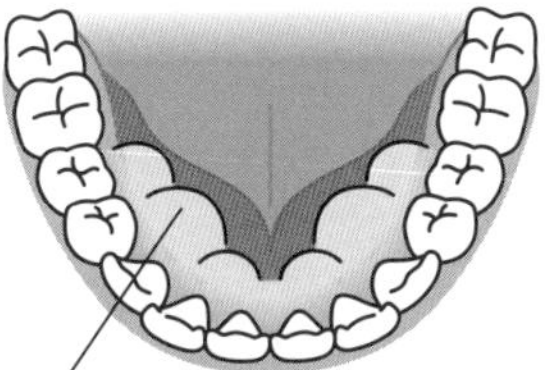

骨隆起《こつりゅうき》のある状態

骨がコブのように出っ張る

3）歯の根元がえぐれている

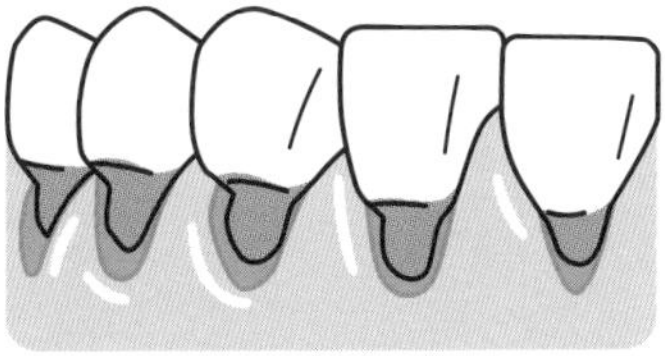

4）歯にヒビが入っている

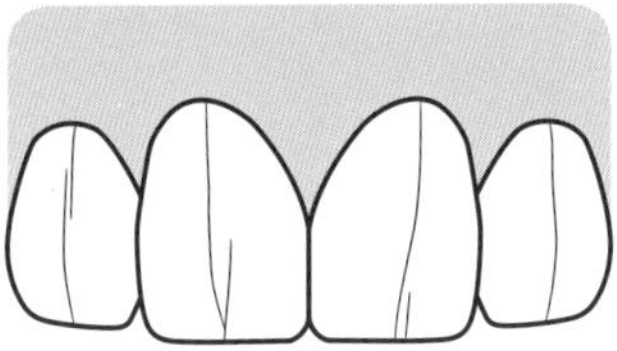

1）について

健康な歯はでこぼこしていますが、歯ぎしりで歯が削れていくと、歯ぎしりの状態で上の歯と下の歯がピタッとフィットします。特に前から3番目4番目の歯が削られやすいので入念にチェックしましょう。

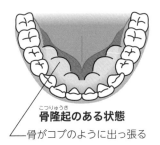

なぜ、人は歯ぎしりをするのかというと、それはストレス発散です。ネズミにストレスをかけると、血液中のストレスホルモンが上昇しますが、そのネズミの前に板をだすと、ネズミはガリガリとかじり、ストレスホルモンはみるみるうちに下がるのです。

人間もこれと同じように「ギリギリ」歯ぎしりや「グーっ」と食いしばることでストレス解消をしているのです。ですので、一概に歯ぎしりは悪とは言えず、心の健康を考えると、むしろ良いことだったりもします。

しかし、心の健康が保たれても、体の健康、とくに歯や歯茎にとっては大ダメージです。若いうちは虫歯や歯周病の進行を早めますし、50代くらいになると、これまでの蓄積ダメージにより、パキッと歯が折れてしまうなど、取り返しのつかない状況に陥《おちい》ってしまいます。

こうならないためにも、歯ぎしりの証拠が見つかったら、マウスピース（ナイトガード）を使うことをオススメします。

あなたの歯に完璧に合わせた一点物のマウスピースで、毎夜歯にのしかかる圧力を軽減できる。値段も保険適用される素材ならば6000円ほどで作れます。この値段を安いと思うか、高いと思うかは人によって変わると思いますが、歯と人生を守れるという効果を考えれば、私は破格とも言える安値だと思いますので、強くおすすめします。

三章

日常で
気になる
お口の中の疑問

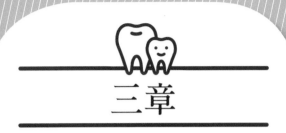

歯科医師が答える口内大全

第1章で、虫歯や歯周病の仕組みを知り、それらを生み出す虫歯菌、歯周病菌の恐ろしさを紹介しました。

続く第2章では、これらの菌が生み出したプラークを徹底的に排除する「おとなの歯磨き」の実践法を紹介しました。

これで、本書のタイトルである「おとなの歯磨き」については、ほぼ語り終えたので、後は皆さんが実行に移す時です。

とはいえ、口内というのは、繊細で傷つきやすい場所のため、いろいろな悩みや疑問が山積する場所でもあります。

そこで、本章では、誰もが日常生活でふと感じる口内への疑問や違和感について、一問一答形式でお答えしていきます。最初から最後まで通読《つうどく》していただいても、気になる項目だけ拾い読みしていただいても、きっとあなたのスッキリが必ずここにあると思いますので探してみてください。

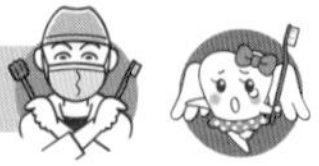

「おとなの歯磨き」を毎日しているのに口の中のネバつきが取れません

口のネバつき。多くの人が一度は気になったことがあると思います。

そもそも、このネバつきの多くは、プラークから生《しょう》じているものです。

ということは「おとなの歯磨き」をおこなっているにも関わらず、まだ、プラークを完全に落としきれていない。

磨き残しがある。ということです。

本書では、忙しい人は、フロスやスポンジブラシの使用は週1でいい。と紹介していますが、もし、ネバつきを感じたのならば、フロス、スポンジブラシの使用頻度を上げるようにしてください。

また、歯ブラシを使いすぎて毛先が広がってしまうと、プラークの除去効率が著《いちじる》しく下がってしまいます。力を入れすぎずペングリップで磨き、月イチで交換していれば、毛先が広がることもありませんが、一応、歯ブラシを確認し、もし毛先が広がっているのなら、1ヶ月に1度と言わず、その日に交換してください。

また、そもそも歯にプラークが残っている場合もあります。もし、フロス、スポンジブラシを使ってもなおネバつくのであれば、一度、鏡を見ながら、縦磨き、横磨き、バス法の3つでしっかり磨けているかを確認してください。なお、磨き残しを調べるには、歯垢染色剤を使うと一発で解《わか》るので、気になる人は、この機会に購入してみてください。

それでもなお、ネバつきを感じる。という人は、唾液の成分が関係しているかもしれません。

唾液というのは、いつでも同じ成分で生成されているわけではなく、サラサラしている漿液性《しょうえきせい》の状態と、少しネバネバしている粘稠性《ねんちょうせい》の唾液があります。もしかしたら、粘稠性の唾液が分泌されることで、粘つきを感じている可能性もあります。

粘稠性の唾液が出るときは、交感神経優位な状態、すなわち、緊張やイライラなどストレスがかかっているときに出やすくなります。

口の中は意外と自分の精神状態を表す鏡ともなるので、もし、これらのストレスに思い当たる節があるのなら、ゆっくりと気持ちを落ち着かせながら「おとなの歯磨き」をして、大きく深呼吸してみましょう。

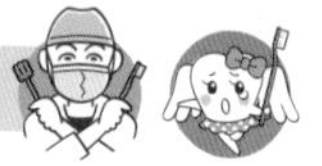

「おとなの歯磨き」は、「菌活」で完成する

わたしたちは、「おとなの歯磨き」で、歯だけでなく歯周ポケットや歯茎の悪玉菌を取り除きました。歯周病菌と毒素を体外に排出し、健康な体を取り戻したのです。つまり、お口のデトックスができました。素晴らしいです。ゴールは目の前です。えっ、まだ終わりじゃないの？　と思うかもしれませんが、あと一息です。今は、具だけ煮えた味噌なしの味噌汁。カレールーのないカレーライスと言ったところです。病原細菌を減らしたあと、締めくくりは「口内の善玉菌を増やす」ことです。

なぜなら、口内細菌の大部分は「日和《ひより》見菌《みきん》」で、善玉か悪玉の多いほうの味方になってしまうのです。そのため、善玉菌が少ないと、日和見菌がいっせいに悪玉菌の味方になり、口内は悪玉菌優勢となり、口臭、虫歯や歯周病の発症リスクが一気に高まります。これではせっかくの努力が水の泡になりかねません。だから「おとなの歯磨き」の締めくくりには、口内に善玉菌を取り入れましょう。

当然、腸の菌活にもなり、さまざまな病気を予防できます。気をつけたいのは、最強の歯周病菌は、腸内の細菌バランスさえも悪くすることです。川の上流から汚染物質を流したら、下流も汚染されるのと同じです。だから、上流である口の菌活は、腸から体全体を守ることにもなるのです。

では口内の味方の善玉菌とは、何でしょうか？

それは、乳酸菌です。

ところが唾液中の乳酸菌は年齢とともに減りつづけてしまうのです。だから、積極的に乳酸菌食品をとることです。簡単です。なぜなら、日本人はもともと乳酸菌を食べてきています。

たとえば、ぬか漬け、味噌、納豆、キムチ、生酒などの食品に乳酸菌は含まれています。自然と乳酸菌を取り入れてきたのです。特に、ぬか漬けの「ぬか床《どこ》」には、豊富な乳酸菌が存在します。

ちなみに漬物由来の乳酸菌には、顔の美容効果もあります。ぬか漬けは、すごい威力です。ただし気をつけたいのは、悪い菌がついた手の人のぬか漬けです。土をいじっている人の手には、いい菌が沢山いるので、ぬか床をわけてもらいましょう。

次にオススメなのは、「味噌」です。

味噌は、まさに「魔法の食べもの」です。なぜなら味噌を沢山食べている人たちは、歯肉の腫れがすぐ治ったり、歯ぎしりも減るのです。

味噌をそんなに食べたら体に悪いのではないか?

事実は、真逆です。食べれば食べるほど健康になるのです。

たしかに味噌は塩辛いから血圧が上がると思うかもしれませんが、誤解なのです。

発酵食品である味噌には、大豆由来の血圧を下げる成分、米麹《こめこうじ》には腎臓から食塩を排出する成分があるので、味噌汁で血圧は上がりません。広島大学では、味噌は血圧を下げるという研究報告さえあります。味噌の原料の大豆は、畑の肉ともいわれ、タンパク質が豊富です。発酵すると、体が欲するアミノ酸とビタミンがたくさん生成されます。しかも、大豆にたっぷり含まれるレシチンはコレステロールの吸収を抑制《よくせい》し、免疫力低下・動脈硬化を予防します。大豆イソフラボンは、体の酸化を防止します。

さらには、麹《こうじ》や酵母《こうぼ》、乳酸菌の酵素が消化を助け、胃炎や十二指腸潰瘍《じゅうにしちょうかいよう》まで予防できるのです。だから味噌は、ガンを予防し、生活習慣病から遠ざけ、老化を防止し、放射線除去効果まであるのです。

昔は、各家庭で味噌を作っていました。「手前味噌ですが」という言葉がありますが、これは「自家の味噌を互いに自慢した」ことに由来します。

それほど日本人の生活に馴染んできた味噌ですが、安い味噌は、人工塩（食塩）と添加物で作られ、血圧を上げてしまいます。やはり、天然塩、大豆、麹のみで作られた天然醸造《じょうぞう》のものを選びたいものです。ちなみに、わたしは大豆を煮て潰し、天然塩と麹と混ぜて漬物樽に入れて1年ものの味噌を作っています。自分で作れば、安くて美味しい大量の味噌と健康が手に入ります。

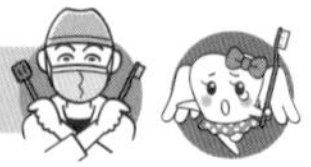

口を開けたまま寝てしまうとどうなるのか

寝ている時は水分補給ができないことで口の中が乾きます。さらに口を開けたまま寝てしまうと、より乾燥してしまうので、免疫機能を持つ唾液も少なくなり、虫歯菌や歯周病菌が大量に繁殖してしまうのです。また、他の悪影響を及ぼす菌の増殖も招いてしまい、口内炎や口腔《こうくう》カンジダ症に罹《かか》りやすくなります。

口を開けたままで寝ると、喉の乾きを感じることがあるかもしれませんが、体感したこと以外にも、じつに多くのデメリットが訪れるというわけです。

もし口を開けたまま寝ること自体を改善したい方は、マスクをつけて寝ることをおすすめします。マスクをつけることで自然と口は閉じますし、マスク内の湿度は上がるので口の中の乾燥も多少なりとも防ぐことができて、まさに一石二鳥と言えるでしょう。家の中の乾燥自体を防ぎたい人は、加湿器をつけて寝ることもおすすめです。

それでも口の中が乾く方は、口腔内を保湿するジェルやスプレーとい商品もあります。お肌に潤《うるお》いを与えるために化粧水をつけ、保湿を与えるために乳液を纏《まと》うように、口内にもこれらの商品を使うことで手入れをすることが可能です。

また、器具に頼らない方法として、口を開けて寝てしまう人は、口を閉じる筋肉が弱くなっていたり、動きづらくなっていることが多いのですが、首や肩のマッサージをおこなうことで、口の開け締めに必要な筋肉も滑《なめ》らかに動くようになるので、口を閉じて寝やすくなっていきます。

他にも、酔った状態で寝ると口を開けて寝やすくなるので、お酒を飲んだらすぐに寝ない。ストレスを感じていたら、少しリラックスするような行動をしてから寝る。なども口を閉じて眠るための有効な手段となります。

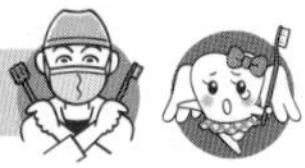

風邪をひいたときの一番薬は、歯磨き

風邪を引いたとき、熱が38度を超えてくるとベッドから起き上がるのもしんどいですよね。「体調が悪いときは安静にしなさい」と私たちは言われて育ってきました。確かに寝ることは最良の薬かもしれませんが、風邪をひいてどんなにしんどくても「おとなの歯磨き」だけは続けて欲しいです。

なぜなら、風邪を引くと免疫力が低下し、普段より口内の病原菌は活発化するからです。歯茎の腫れや口内炎ができやすくなりますし、病原菌への対応が弱くなることで体への炎症反応は大きくなり、肺炎やさらなる高熱を引き起こします。

特に高齢者は、風邪が長引き寝たきりの状態が続くことで歯磨きがおそろかになって、炎症性サイトカインによる体のさらなる不調や、口内細菌が原因の肺炎などの発症リスクが高まります。風邪を引いたときは、水分を取って汗をかいてゆっくり寝ることも大事なことですが、この中に「歯磨きをする」を必ず入れるようにしてください。間違いなく今まで以上に体の回復は早くなります。

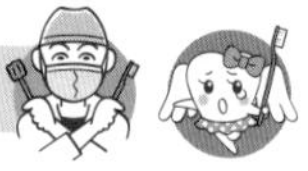

インフルエンザと口内環境に関係はありますか?

じつは、大いに関係あります。

たとえば、私は、老人ホームなどでお年寄り向けの口腔ケアもしているのですが、老人ホームの中には、冬になるとインフルエンザ対策の一環として、外部の人間の出入りを厳しく制限するところがあり、この間、歯科衛生士による専門的口腔ケアもお休みになってしまうのですが、このような老人ホームと普通に冬場も口腔ケアをしている施設を比べると、口腔ケアを長期間お休みしたホームでは、インフルエンザはもちろん誤嚥性肺炎など、お年寄りだと命に関わるような症状も出やすくなってしまうのです。

1章の歯周病の解説でも紹介しましたが、歯周病が進行すると、必要以上にサイトカインが放出され続けます。これが歯周ポケットから体内に入り込むことで、体を弱らせてしまいます。さらに、口内環境が悪くなると、命の入り口になっている口にウイルスが侵入したとき、排除ができず体の中にも侵入しやすくなってしまうのです。

そして、弱った体の中でウイルスはさらに増殖し、こうしてインフルエンザの症状へと至ります。

お年寄りの場合、このように如実《にょじつ》に症状として現れてしまいますが、若い人でも、風邪を引きやすかったり、毎日気だるさを感じているのならば、症状にこそ現れずとも、この口内の健康状態が悪化していることから始まる一連の悪影響が関係している可能性も高いと思われます。

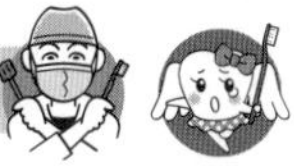

肺炎がいやなら、スポンジブラシを使いなさい

「おとな」と一口にいっても、18歳から100歳過ぎまで幅広い年齢層です。今や、日本の人口の約3人に1人が65歳以上になり、年齢が上がるほど、病気が死にいたるリスクも高まっています。現実的には、多くの人が、最期は肺炎で亡くなります。その中で、65歳以上の「肺炎」のほとんどが、誤嚥性肺炎です。残念なことに、年間約4万人もの人が誤嚥性肺炎で亡くなり、介護施設での死因の第1位です。だから、肺炎予防を徹底させることが重要になります。

私の歯科医院でも、毎月数百人の要介護高齢者や障がい者のお口のケアに関与させていただいていますが、幸いなことに誤嚥性肺炎になる人はほとんどいません。口腔ケアには、それほど誤嚥性肺炎に対する効果があるのです。

なぜ、肺炎と口腔ケアに関係があるのでしょうか?

その答えは、意外なほどに単純です。そもそも肺炎は、口の病原菌が気管に入っていくことで発症するためです。

口の中には、何億何兆もの細菌がいるわけですが、年齢が高くなると、気管に入る確率もあがります。

具体的には、気管に病原菌が入る経路は、大きく2つあります。

1つは、食べ物を飲み込むときに気がつかず気管に入ってしまうことです。気管と食道は隣り合っていて、本来なら飲み込むときは、気管を閉じて入らないようにしているのですが、加齢により筋力が衰えると、気管の入り口を閉じきることができず、飲み込むときに少しずつ気管にも入り込んでしまうのです。このとき、食べ物にくっついている口の病原菌が、肺炎を引き起こします。

余談ですが、「誤嚥」とは読んで字のごとく、誤って気管に飲み込んでしまう状態で、本来ならば、誤嚥はむせることで、気管から排出できます。だから本当は「むせること」はいいことなのです。しかし、年を取ると、むせる能力も落ちてしまい、気管から吐き出すことができず、肺に病原菌が入りやすくなってしまうのです。

2つ目は、寝ている間、口の中で増えた病原菌が、口↓ノド↓気管へとだらだらと流れていってしまうことです。年齢が高くなると、日中も横になってウトウトする機会が増えるので、そのぶん気管に入るリスクも高まるのです。

どちらにしても、口内の病原菌から発症するのが肺炎です。

ということは、いずれにしろ口の中の病原菌をあらかじめ減らしておけば、肺炎の発症を防ぐことができるということです。

老化による体の衰えは避けようがありません。ならば、肺炎を避けるためには、口内の菌を少なくすることこそが最善の選択となります。

では、どうやって細菌を少なくするのかというと「おとなの歯磨き」の徹底した実行。さらに、おとなの歯磨き7大道具のスポンジブラシは、肺炎予防の最強のアイテムです。

美に命をかけているような女性でさえ歯茎上の細菌は盲点、歯垢染色液でも真っ赤に染まりますが、高齢だと歯磨きもおざなり、唾液の抗菌因子も減り、黄白色《おうはくしょく》のねばついたプラークが歯茎にべっとり付着しがちです。そんな危機的状況を救ってくれるのがスポンジブラシ。見逃しがちな歯茎の細菌をザーっと一気に大量に除去してくれるのです。

だから、高齢者の誤嚥性肺炎の予防で最も大切な「口の中の病原菌を減らす」には、スポンジブラシが最善なのです。

介護職員さんが、ご利用者さまの口腔ケアするときも、スポンジが柔らかく痛くないので嫌がられません。逆に、ネバつきがとれた爽快感から感謝されます。

すでに、おとなの歯磨きでスポンジブラシを使っている人は、歯茎が綺麗で健康になったときの爽快感は持っていると思いますが、もし、ご両親が高齢であったり、知り合いに介護職員などが居ましたら、何を置いてもスポンジブラシの使用を強くすすめてください。

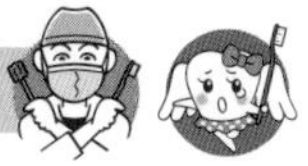

フッ素ってよく聞くけど実際には歯に良いものですか？

フッ素とキシリトールは私たちの歯を強くするいいものである。テレビＣＭや商品パッケージを見てそう思っている方も多いのではないでしょうか？　フッ素入りの歯磨き粉、フッ素入りのマウスウォッシュ、フッ素入りのガム、どの商品を手に取っても現代社会において当たり前のように入っています。

もともとフッ素は、虫歯菌の出す乳酸によって溶け出した歯の成分であるリンとカルシウムを歯に戻し、乳酸に溶けにくい状態を作り、さらに虫歯菌の活動を抑えて乳酸を作りにくくする役割があるのです。

これだけ聞くとフッ素にはメリットしかないように思いますし、市販でフッ素入りの歯磨き粉が主流になるのは納得がいきます。

しかし、メリットだけではなくデメリットもあります。デメリットとして小さいお子さんを持つ親御さんにお伝えしたいのが、急性フッ素中毒と慢性フッ素中毒です。急性フッ素中毒は、起きにくい症状ではありますが、フッ素入りの歯磨き粉を大量に誤飲してしまうことでフッ素の過剰摂取により腹痛や嘔吐《おうと》や下痢、進行すると痙攣《けいれん》などの症状が起きる可能性があります。

慢性フッ素中毒は、名前のとおり濃度の高いフッ素を日常的に摂取し続けることで発症します。慢性化による症状は二つありますがその中で日本でも起きえるのが、歯牙《しが》フッ素症と呼ばれる歯がマダラ模様になるものです。

これは、生後6ヶ月から5歳までの間にフッ素化合物を過剰摂取することで発症する恐れがあります。

このように未成熟のお子さんには毒物ともなり得るので親御さんは細心の注意を払ってお使いください。

ただ、私がこの本を通して強くお伝えしたいことは、強い歯をフッ素などの人工物に頼って作り出すのではなく、自らの手を使って毎日の歯磨きを丁寧にしてプラークコントロールすることで、慢性的にフッ素を使わなくてもよい口内の状態を作り出して欲しいと言うことです。

体はみなさんが取り入れたもので形成されています。フッ素は正しく使えば歯に有益な効果をもたらしてくれるものではありますが、やはり、人間も自然に生きる動物ですので、できるだけ、人工物は取り入れないということをベースに生きて欲しいと願っています。

それでもフッ素を使いたいというのであれば、オススメの方法があります。それは歯磨き粉で慢性的にフッ素を使うのではなく、歯科医院で高濃度フッ素を3ヶ月に1回など定期的に塗布《とふ》する事です。これなら短い回数でフッ素の効果を存分に発揮してもらえます。

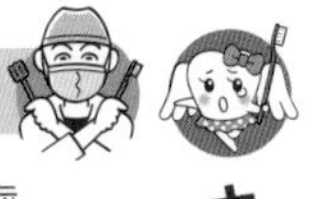

キシリトール配合の商品は本当に良いですか？

フッ素と同じようにガムや歯磨き粉などでよく使われているキシリトールですが、どんな役割があって、実際に歯にいいのか疑問に思ったことはあるのではないでしょうか？

キシリトールは糖アルコールと呼ばれる糖の仲間で野菜や果物に含まれており、甘さは砂糖と同等です。ですが、ガムなどに含まれるものは工業的に製造されたもので、砂糖と違い人間の消化酵素に消化されにくく吸収しにくいことから低カロリーです。また、微生物の栄養源になりにくいことから微生物である虫歯菌が体内に吸収しても分解できないため、繰り返し分解しようとすることでエネルギーの無駄遣いになり、虫歯の原因になる乳酸の生成やプラーク形成を部分的に抑止する働きがあります。このことから予防歯科としても歯科医師の中で推奨されています。

虫歯予防のためには、キシリトールが50%以上配合されているガムまたはタブレットにより、キシリトールの重量として5～10gを毎食後に摂取し、これを半年以上続けるとよいといわれています。

ただし、ここに落とし穴があります。たとえば、歯科医院専用のキシリトールガムは、キシリトール100%近いものが多いのですが、キシリトール配合と書かれた市販のお菓子やガムは虫歯菌のエサとなる砂糖やブドウ糖、水飴などの糖類が含まれていることがほとんどです。製品表示から計算するとキシリトールの含有率は、47%や32%のものが多いことから、キシリトールという言葉が書かれているから虫歯にならないとは言えません。

「キシリトールが入ってるから大丈夫」と思い、歯磨きを疎《おろそ》かにしてしまうと、虫歯になるリスクが逆に高くなるので注意してください。ただ仮に、キシリトール配合率が高いものを摂取し続けた場合、小腸で吸収されにくいことから大腸まで運ばれたときに下痢しやすいのです。ですから、体の調子が悪いときには控えた方がいいでしょう。

さらに、これは歯科医の間で囁《ささや》かれる俗説なのですが、キシリトールを過剰摂取している人は、偏頭痛になりやすいとも言われます。キシリトールのメリットとデメリットをお伝えしましたが、虫歯になりにくい口内を作るには病原菌の除去にあります。虫歯になりたくないから甘いキシリトールを使うのではなく、虫歯になりたくないなら「甘いものを食べても食べなくても歯を磨く」と脳内の情報を変化させて欲しいと思います。

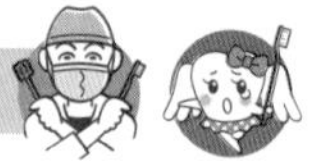

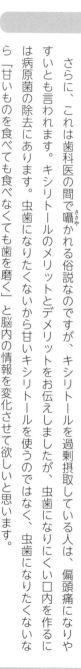

歯を磨き過ぎると歯が削れるって本当ですか？

1章でも歯磨きで歯が削れることはない。とは書いていますが、ここではもう少し詳しく解説します。

歯が歯磨きによって削れるのかどうかを知るためには、まずモース硬度を知ってもらうのが一番早いかと思います。モース硬度とは、鉱物の硬さを測る尺度に使われるもので1～10段階で表されます。鉄の硬さは4、ダイヤモンドの硬さは最大の10と言われています。

では、歯の硬さはと言うと鉄とダイヤモンドの間の7と言われています。ですので、歯ブラシの毛先をどれだけ強く擦《こす》りつけようが20分程度の歯磨きで歯が削れることは決してありえませんので、歯磨きでどれほど磨こうが、1日に何回磨こうが大丈夫です。ただ、虫歯菌の出す乳酸でエナメル質は溶かされてしまいます。

歯というのは、歯茎から出ている部分、すなわち目に見えている部分は、エナメル質、エナメル質の下に象牙質《ぞうげしつ》、歯茎に隠れている部分は、セメント質があり、その下に象牙質がある。と層をなした構造になっています。象牙質、セメント質ともに、エナメル質ほど硬くはありませんが、モース硬度は4～5ほどあるので「おとなの歯磨き」で紹介した、ペングリップで歯ブラシを持ち、力のコントロールさえできていれば、歯磨きで削れることはありません。しかし、セメント質と象牙質は、エナメル質よりも酸で溶けやすいので、虫歯の進行を早めてしまいます。また、よく勘違いされるのですが、歯の根元がえぐれた状態を歯の磨き過ぎと思う人がいます。しかし、これは、たいてい歯ぎしりによる「くさび状欠損」のせいです。

「おとなの歯磨き」で歯が削れることはありません。しかし、歯ぎしりが原因で、歯の根元ががくさび状欠損でえぐれていると、そこは象牙質がむき出しになっていますので、虫歯も進行しやすいですし、象牙質知覚過敏《ちかくかびん》症と言って、歯磨きをすると沁《し》みたりしますので、歯科医院で治療してもらいましょう。

でも虫歯でエナメル質を溶かされると、進行速度は上がってしまうので、32〜33ページで紹介したカイスの輪を外すためにも、食事後は出来る限り歯磨きをするように心がけましょう。

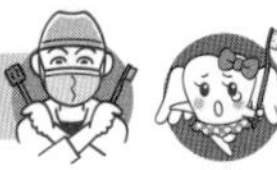

歯磨きが下手な人と太りやすさは関係ありますか？

一見、何の関係もなさそうな、歯磨きと太りやすさですが、じつは、切っても切れない因果関係があるのです。

歯磨きが下手な人は、当然磨き残しが多くなり、歯周病菌や虫歯菌などの病原菌も増えた状態になっています。

36ページで歯周病菌は舌から歯へと移動していくと紹介しましたが、ざらざらした舌には舌乳頭《ぜつにゅうとう》と呼ばれる粘膜の突起が無数にあります。その舌乳頭の中には味蕾《みらい》と呼ばれる蕾《つぼみ》のような形をした味覚を感じる受容器があるのです。その味覚センサーにあたる味蕾に病原菌が付着すると甘味・塩味・酸味・苦味・旨味などの味覚が鈍感になり、味付けが濃いものを好むようになります。味付けが濃いものを好むようになると砂糖や塩や油の量が増え、それに合わせてご飯の量も増えます。

また、味付けが濃いものは口内への刺激が強く、ほとんど噛まずに飲み混んでしまうことから早食いになり、満腹中枢《まんぷくちゅうすう》も刺激されずに、その結果食べる量が必要以上に増えることにも繋がります。

さらに、歯磨きが下手な人は虫歯や歯周病による歯茎の腫れから、噛める歯が限られてきて、特定の場所でしか咀嚼《そしゃく》しない人も多くいます。その人たちは当然両方で咀嚼する人よりも噛む回数が減るので早食いになり、これも過食へとつながります。

もちろん太りやすさは様々な要因が考えられるので、一概には言えませんが、歯磨きも太りやすさの原因になっている。ということを知り、歯磨きへのモチベーションへとつなげていきましょう。

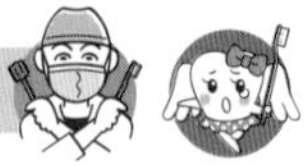

舌磨きはした方が良いですか？

多くの人が、舌のケアはしていないと思います。そもそも舌をきれいにする必要があるのでしょうか。

じつは、これについて、歯科医師の中でも「必要」というグループと「不必要」というグループに分かれます。

舌ケアが必要「ない」というグループの意見をまとめると「しっかり噛めていれば、自然と舌はきれいになる」ということです。

しっかりと噛まずに食事をすると、よく噛めていない未消化の物を胃に入れることになりますが、体は、これを嫌がって、舌の表面にある舌乳頭を伸ばして、未消化の食べ物が胃腸にくるのを防ごうとすると言われてます。

こうして、舌乳頭が伸びてしまうと、突起や突起のすきまに菌や汚れが入り込んでいきます。この汚れが舌を黄白色や茶色に染める舌苔《ぜったい》と呼ばれるものです。

このような状態になると、舌磨きという話に及ぶのですが、そもそも、よく噛んで、舌乳頭の突起を出さなければ、菌も汚れも溜まりません。

もちろん、舌はもともとザラザラしているので、多少の汚れや菌は付着するのですが、よく噛んでさえいれば、舌を上顎《じょうがく》にこすりつけるなど、物理的にこれらを取ることにも繋がりますし、なにより、よく噛めば唾液もよく出るので、舌について菌も汚れもきれいに洗い流してくれるので舌はキレイに保たれます。

逆に、舌磨きをすることで、舌についた善玉菌も減らし、舌磨きで味蕾《みらい》を傷つけてしまい食事の楽しみも減ってしまう。など、悪い影響も多いのです。

このように、よく噛みさえすれば、舌磨きはまったく必要ない。というのが、舌ケア不必要派の意見となりますが、一方の舌ケア必要派の意見はどうなのかというと。

「舌磨き」で、舌の菌が歯につかなくなるので、歯磨きの効果が上がり、舌苔の中に潜むの菌（とくに嫌気性菌）が、口臭の原因になるため､舌をケアすると「口臭予防」になる。舌上の細菌が寝てるときや食事中に誤って気管に入ってしまい「誤嚥性肺炎」を引き起こしやすくなるため、それを予防できる。などの理由で舌磨きをすすめています。

私自身は、よく噛めていれば舌ケアは不要だと考えていますが、要介護高齢者で舌苔が多い人には舌のケアをしています。

そこで、皆さんにも、これらの両論をいいとこ取りしていただければと思います。

デート前や口臭が気になるようなら「スポンジブラシ」を用いてやさしく舌もキレイにするのをおすすめします。歯ブラシや舌ブラシで「舌」を磨くと、スッキリ感はあるかもしれませんが、逆に舌を傷つける可能性があるので、あまり使わないようにしましょう。

また、歳を重ねるごとに唾液が減り、舌の上に黄色っぽい舌苔が増えたり、周りの人も口臭に気がつくようなら、週1回程度、スポンジブラシでの舌ケアをしてもいいかもしれません。

とくに要介護高齢者を初診で拝見すると、なかには、舌上の厚い舌苔《ぜったい》のせいで、舌そのものが見えないばかりか、こすっても全くとれないカビの塊のようになっている人もいます。そのようなときには、ドラックストアで購入できる口腔ジェルという、口の中を保湿する商品があり、これを使って舌苔をふやかしてから、スポンジブラシで優しくケアを続けていると、3ヶ月くらいで生まれ変わったように綺麗な舌に戻ります。

舌は、言葉を作るのはもちろん、胃や腸とおなじく大切な消化器官です。まずは、しっかり噛むということを実践し、それでも舌苔がついてしまったら、スポンジブラシで優しくケア。

食事をいつまでも美味しく感じ、いつでも優しい言葉を紡《つむ》ぐためにも舌を大切にしてください。

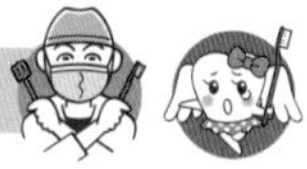

歯石があるとどうなるの？　歯石は取らないといけないの？

歯石の多くは、口内の磨き残したプラークと唾液に含まれるリン酸塩とカルシウムが結合することで2週間から

1ヶ月をかけてゆっくり石のように硬くなります。

つまり、歯石とは、プラークの化石。しっかりと歯磨きでプラークを除去できていなければ、どんどん歯石も増えていくというわけです。

では、歯石の何が悪いのかというと、それは、口内菌の住処《すみか》になってしまうということです。歯石は、石のように固く自分で除去するのは困難ですが、拡大して見ると、歯石には無数の穴が空いているため、菌にとっては、歯ブラシの毛先も届かない最高の住処《すみか》になってしまうのです。

この中でプラークができ、嫌気性の状態を作り出すと、歯磨きで取ることもできなくなるため、歯周病菌もどんどん繁殖します。さらに、歯石は歯と歯茎の間に出来ることが多いので、すぐ近くに、歯周ポケットもある。これにより歯周病菌は体内への侵攻も容易となる。と、このように歯石自体が何か悪いことをするというわけではありませんが、歯石があると菌が繁殖し放題という状態を作り出してしまうので、歯石は早急に取りましょう。

ちなみに、一般的に磨き残しが多い部位は、歯と歯の隙間、歯と歯茎の間、歯の裏側などです。「おとなの歯磨き」を使えば、歯磨き時間の長さに加えバス法やフロス、歯間ブラシなども併用するので、歯石ができる確率を格段に下げることができます。

とはいえ、唾液の中にはリンとカルシウムが含まれているため「おとなの歯磨き」でプラークコントロールが完璧にできている人でも、歯石ができることもあります。ですので、歯石ができたからといって、自分の歯磨きが間違っていると思わず、自分の唾液にはリンとカルシウムが多いのだと納得し、定期的に歯科医院で取るようにしましょう。

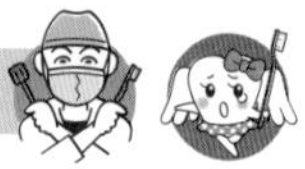

虫歯の進行が進むとどうなりますか？

1章での虫歯は、酸によって歯が溶かされる。というところで、終わっていますが、これで虫歯菌の活動が終わるわけではありません。多くの人は、違和感や痛みが出た時点で歯科医院へと向かうため、これ以上のダメージは受けませんが、もし、このまま虫歯を放置してしまったら……。

やはり、歯周病と同じように体に深刻なダメージを与えてしまうのです。

まず、虫歯を放置すると歯をどんどん溶かし続けていきます。エナメル質→象牙質へと進み、歯髄《しずい》という歯の神経や血管が収められている場所に行き着くと、夜も眠れぬ激しい痛みが出てしまいます。

この段階では、歯を溶かす虫歯菌は、ストレプトコッカス・ミュータンスという種類ですが、歯髄まで虫歯が到達すると、この病原菌のエサである糖も届きづらくなるため、活発な動きは見せなくなります。

ここで、皆さんに知っていただきたいのは、口の中にいる菌は本当にたくさんの種類がいて、その中には、人体に悪影響を及ぼす菌もたくさんいるのです。しかし、これらの菌は普通に口内にいる状態では、悪事を働きません。それだけ口内というのは、優れた免疫機能を持っているのです。

ただし、それは歯や歯茎に穴を開ける前までの話。

歯磨きを疎かにして、穴を開けてしまうことで、他の菌も悪事を働いてしまうのです。

たとえば、歯髄にまで虫歯が到達したときに起こる歯髄炎。これは、嫌気性グラム陰性《いんせい》桿菌《かんきん》など複数の菌によって引き起こされる炎症です。

炎症が起こるということは、当然、免疫細胞もやってくるわけですが、歯髄は血管が通っているため、多数の菌が血管の中に入り込み、血流に乗って全身に運ばれてきます。

そして、これらの菌が心臓に至ると「感染性心内膜炎」、腎臓では「糸球体腎炎《しきゅうたいじんえん》」、膝など関節では「リウマチ関節」を引き起こします。

このように、虫歯から、全身の疾患を引き起こすことを病巣《びょうそう》感染といい、ただ単に歯の痛みだけでなく二次疾患を引き起こしてしまうのです。

痛みは体が鳴らす緊急信号です。その痛みもなく進行する歯周病菌は恐ろしい病気ですが、痛みを無視してしまうと、虫歯もこのような二次疾患を引き起こしてしまうので、痛みが出たら即、歯科医院へと向かってください。

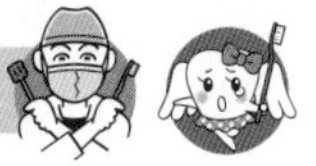

2日くらいで歯の痛みがなくなりました。これは気のせい？

いえ、虫歯でも1日2日で、歯の痛みが消えることもあります。

虫歯の痛みは主に2種類あり、まずは「ズキズキ」と痛む場合。これは、先程の「虫歯が進行するとどうなるの？」でお伝えした状況に照らし合わせると、虫歯が神経に近接した状態である可能性が高く、さらに心臓の鼓動に合わせて痛みが出ている場合は、ほぼ間違いなく神経に到達しているので、すぐに歯科医院に行ってください。

ただし、この痛みに耐えたり、薬などで痛みを誤魔化し続けると、虫歯が進行し、神経を完全に腐らせることで、痛みを感じなくなります。ただ、こちらは1日、2日程度では終わらず、1週間ほど痛みに耐え続けなければいけません。とはいえ、神経を腐らせ、虫歯を進行させていることには変わりないので、痛みが引いたからといって安心せず、とにかく早急に歯科医院へと赴《おもむ》きましょう。

ただし、当然、神経が腐り、歯の根元の治療を施《ほどこ》すことは、治療をしても完全に元通りには治せず、歯の根の中にある管、根管についた病原菌を完全に取り除くことは難しく、再び痛みが出たり、数年後に虫歯が進行したり、など良いことは1つもありません。

ですので、とにかく治療は早期におこなうようにしましょう。

もう1つ「歯がキーン」としみる。もしくは痛みはないけど「なんだか歯がボワーッ」とした感じがする。という場合は、エナメル質が削れた軽度の虫歯です。そして、このような痛みは、個人差はありますが3~6ヶ月で消える場合があります。

なぜ痛みが消えるかというと、象牙質《ぞうげしつ》は、歯の神経を守るために、修復象牙質とよばれる壁を作ってくれるのです。おとなはこどもと違い、エナメル質も象牙質にも厚みがあるため、虫歯の進行も遅くなります。そのため、一度象牙質に痛みが出ても、修復されることで、痛みがなくなります。しかし、これで虫歯が治ったわけではありません。放っておくと、いずれ歯髄に達して激痛を覚えたり、歯が欠けたり折れたりしてきます。

もし、痛みが出る引くのサイクルが継続的に続くのであれば、歯科医院に行ったほうが良いでしょう。

ただ、虫歯以外にも歯の痛みを感じる症状があります。

「知覚過敏《ちかくかびん》」「根の先の病気」「歯周病」「歯ぎしりによる歯根膜炎」「筋肉の緊張による歯痛」などが挙げられます。

「知覚過敏」は先程も紹介した通り、虫歯によって、症状が出ることもありますが、他にも歯ぎしりによって歯がえぐれて象牙質が表面に出てしまうこともありますし、エナメル質は、歯の見える部分だけで根の部分までは、覆っていないため、歯周病などにより歯茎が下がることで、セメント質がむき出しになることでも起こります。セメント質はエナメル質ほどに硬くないため、歯ぎしりなどの影響も強く受けることになります。さらに、酸にも弱いため、虫歯はすぐに進行し、セメント質の奥にある象牙質まで影響を及ぼしやすくなります。

象牙質が刺激などの影響を受けると、軽度の虫歯と同じように「キーン」という痛みを伴います。

ここまでのことを考えると、やはり知覚過敏といえど、おろそかにせず、歯科医院を訪れたほうがいいでしょう。

また、歯ぎしりが癖になっている人は、歯の根元のまわりを覆っている歯根膜《しこんまく》で炎症が起こり痛みを覚えることがあります。

このとき、患者さんの中には「とにかく歯が痛い、はやく診てほしい」と、神経をとって痛みをなくす治療を訴える人もいます。しかし、この症状は、気分転換やマウスピースの装着で痛みが治まることが多いので、はやまってはいけません。

また、虫歯や歯周病とまったく関係なく、咬筋《こうきん》や側頭筋《そくとうきん》が緊張し興奮することで歯が痛くなることもあります。

これは、実際に歯が痛いわけではないので「非歯原性歯痛《ひしげんせいしつう》」と呼ばれています。開口ストレッチなどで筋肉の緊張をとることで痛みはおさまります。

他にも、気が滅入ったり、体力が落ちた状態のときに歯が痛くなることがあります。これは、免疫力が下がったことから生じる症状で、歯周病や根の先の病気（根尖病巣《こんせんびょうそう》）が活発になることで起こります。こちらは、元気になると免疫力も高まるので痛みはなくなります。

このように、虫歯と関係なく痛みが生じる症状は多々ありますが、このとき、もっとも気をつけていただきたいのは、歯周病が悪化し、歯肉内や歯周ポケットに膿《うみ》が溜まり、膿が周囲の組織を圧迫することで、痛みが出る症状です。

これは、膿が歯茎の外に追い出されることで、スッと痛みが引きますが、歯周病が治ったわけではありません。

歯周病の悪化具合は以前と何も変わらず、歯周病の異名である「静かな殺し屋《サイレントキラー》」の状態に戻り、さらに進行していきます。

このように歯には様々な痛みがありますが、本来、痛みは、体に異常事態が起きていることを教えてくれる警報装置です。ですので、痛みが出たら歯科医師に相談するのがベストな選択です。

ただし、一度、歯の状態を完璧にした後に「おとなの歯磨き」をしっかりおこなえたなら、虫歯にも歯周病にもなりません。それでもなお、歯に痛みを感じたのなら、それは、ストレスからの痛みが出た可能性が高いと思われます。その場合は、歯科医院に行くより、大自然の中で、気も心も大きく晴れやかにすることの方が治療になるかもしれません。

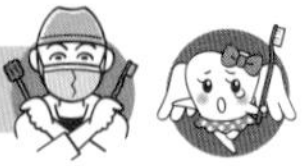

虫歯で歯を削ったときに、被せ物は何にするのか聞かれました。おすすめはありますか？

虫歯になると虫歯があった部分を削ることになりますが、その際、虫歯の進行度が低い場合は詰め物をして、進行度が高い場合は被せ物をします。

詰め物にしろ、被せ物にしろ、保険診療と自費診療によって素材が変わってきますが、多くの保険診療の場合はプラスチックタイプのものと金属タイプ（銀歯）のものを使います。金属タイプのものは12％金銀パラジウム合金と呼ばれ金、銀、銅、パラジウムといった金属の混合物で作られています。ただ、その実態は、あまり良い素材で作られていないため口の中でアレルギー反応や炎症が起きることがあるのでおすすめしません。

ですから保険診療の場合は強度は下がってしまいますが、なるべくならプラスチック素材のものを使うようにしてください。一番のおすすめは自費診療で値段は高くなりますが、セラミック素材を使ったものです。セラミック素材はプラークがつきにくく強度も強いため、長く安心して使っていただくことができます。

また、自費ではありますが18金のゴールドという選択肢もあります。金箔《きんぱく》を見れば分かる通り、非常に伸びやすい素材のため、削ったところにピッタリと合い、使うほどに歯の噛み合わせに合って形に変わるという大きなメリットがあります。

また、歯ぎしりをする人は、セラミックだと欠ける心配があるので、歯ぎしりで噛み合わせてしまう部分だけ、ゴールドにするというのもおすすめです。

ただ、ゴールドは見栄えが良くなく、価格も高騰しているため、見えない上の奥歯など、一部をゴールドにするのがよいでしょう。

もし虫歯の治療をした時に選択を迫られたときは、参考にしてください。

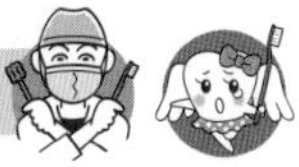

親知らずは抜いたほうが良いですか？

親知らずは永久歯の中でも1番生えるのが遅く、18歳ごろからと言われています。親知らずが生えてくること自体に問題があるかというとそうではありません。まっすぐきちんと伸びてきたり、歯茎に埋もれたまま生えてこない場合は悪い影響を与えることはほとんどありません。

ですが、昔に比べて現代人の多くは親知らずが正しく生えてこないのが現状です。これは、食卓にやわらかいものが並ぶようになり、噛む回数が減り、その結果、顎《あご》が小さくなり、歯が並ぶスペースがなくなったことが影響しています。これにより、親知らずが真横に生えてきたり、斜めに生えてきたり、歯間の一部が歯肉で覆わたままになってしまうことも少なくありません。

このような状態だと、歯ブラシが届きづらく、フロスも使いづらくなるため、磨き残しによりプラークが残ってしまい、歯茎が炎症を引き起こしやすく、虫歯もできやすくなります。

このような人は、親知らずを抜いた方が、後の手入れや予防をやりやすくなるため、早めに抜いた方が様々なリスクを減らすことができます。さらに、親知らずは、真横に生えることも多いのですが、横の歯が押され痛みがでたり、歯根が溶かされたり、歯並びが悪くなる原因にもなるので、この場合も抜歯はメリットがあります。

ですが、抜歯の際に下顎《かがく》神経を傷つけてしまう恐れがあります。歯科医師と相談してリスクを最小限に抑えて実施しましょう。

ただし、抜くほどひどい生え方をしていなくても、親知らずは、とても磨きづらい歯ではあるので、歯垢染色剤で色がついたり、歯磨きをしていて、磨きづらいと感じるならば、ワンタフトブラシを使いましょう。凹凸の多い磨きづらい場所でも、これなら、プラークをきちんと落とすことができます。

ちなみに、親知らずという名前ですが、昔は、日本人の平均寿命が短く、親知らずが生えるころには、親が亡くなっているケースが多かったため、親が知ることができない間に生える歯。ということで、親知らずと呼ばれるようになりました。

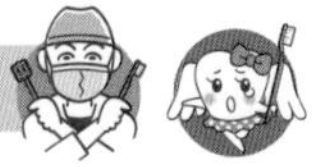

虫歯になりづらい食事はありますか？

以前、ヨガの先生の歯を診たとき、10年以上歯科医院に行っていないにも関わらずピカピカな歯で関心したことがあります。

なぜ、ピカピカなのか。もちろん、歯磨きをしっかりしているという大前提がありますが、より歯を健康に保つためにはやはり食事も大切です。

この方は、ヨガの先生らしく玄米や砂糖不使用の菜食が主な食事となっており、このような食事は健康面だけでなく歯にも良い影響を与えています。

まず、わかりやすい点が「糖分の少なさ」です。

さらに、玄米は、適度に硬いため噛む回数が多くなります。すると、唾液も分泌されやすく、これが抗菌作用となり菌の増殖を防いでくれます。

おまけにこのような食事は、食物繊維を豊富に摂取できます。食物繊維は、天然の歯ブラシのようなもので歯の表面をきれいにしてくれるので、プラークの形成を抑えてくれます。

これらのことからわかるように、菜食《さいしょく》に近づけば近づくほど歯にも良い食事と言えるでしょう。

逆に、食品添加物の入ったものを食べている人の歯茎は悪くなりがちです。

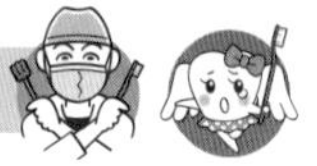

砂糖は大敵！　でも食べたいときの裏技

私たちは、いわゆる「砂糖社会」で生活しています。

砂糖の害は、歯周病さえも悪化させます。

歯周病菌はアミノ酸がエサで、砂糖を食べないのに、なぜ？　と思われるかもしれませんが、1章の内容を思い返していただければ、その答えは明白で、虫歯菌に糖を与えれば与えるほど、グルカンが生成されます。すると、歯周病菌もグルカンに付着しやすくなり、結果的に歯周病菌の繁殖しやすくなってしまうのです。

ただ、それとは別に糖分の摂りすぎには注意が必要です。

私たちが摂取した糖分のうち、使いきれない「余分な糖」は、体内のコラーゲンと結びついて、ＡＧＥｓ《エージーイー》（終末糖化産物）という物質になります。

コラーゲンというのは、関節や肌のハリなどの柔軟性に使われるのは、皆さんもご承知だと思いますが、そのコラーゲンがＡＧＥｓとなってしまうと、肌のハリも失われ、関節もギシギシと硬くなっていく。というまさに老化と呼べる症状を生み出します。

つまり、砂糖の過剰摂取は、老化を早めることになるのです。

診療をしていて、不思議なのは、甘いものが好きな人たちは、痛がりで、ひどい痛みを訴えることです。それに他の人よりも麻酔が効きにくいのです。

では甘いものが欲しいときは、砂糖入のお菓子のかわりに果物にすればいいのでしょうか？

いいえ、果糖は、ブドウ糖に比べ10倍以上のスピードでタンパク質を糖化させ、たくさんのＡＧＥｓを作り出してしまうのです。

それでは、甘い物はすべて老化につながるのか？　と言われるとそんなことはありません。あくまで「使い切れない余分な糖」がＡＧＥｓに変化するので、過剰に糖を摂取しなければ問題ありません。

日本では、糖質制限（炭水化物のカット）がよくダイエット方法としてあげられます。代表的なものでお米を食べないを選択する人も少なくありませんが、元来、日本はお米大国。お米を主食としてきたため、食べない選択を取ることには、じつは大きな落とし穴があります。

お米には確かに糖がたくさん含まれていますが、他の糖を含む食品より栄養バランスが優れた完全食であり、さらにＡＧＥｓ値が低いので、お米から糖分を摂取するように意識すると砂糖の入った甘いものを食べる事を抑止できますし、なによりも格段に健康に良いです。

とはいえ、お米以外にも甘い物が食べたいと思うことは、人間誰しもあると思います。糖分を摂取すること自体は、体へのご褒美であり、ストレスの発散にもなるので、どうしてもというときには、和菓子にも注目してください。

頑張った自分へのご褒美として、ちょっと高めの和菓子を買う。高級な和菓子なら、天然の蜂蜜や黒砂糖、体に必要な栄養素を詰め込んだ豆と砂糖を混ぜたあんこなど、体に優しい糖分にあふれています。

また、口内の菌活として乳酸菌が良いと書きましたが、乳酸菌飲料は、乳酸菌の効能以上に砂糖が入っていますので、ごくごく飲むのはご法度《はっと》です。

甘いものが好き！　でも、老化は怖い。

という人は、ぜひ和菓子にも目を向けて、健全な糖分ライフを送るようにしてください。

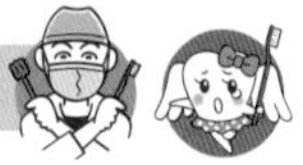

歯周病に効く食べ物はありますか？

歯周病に効く食べ物は、切干大根、海苔、梅干、高野豆腐、昆布です。

これらの食べ物は、あることが共通しています。そうです。全て、太陽の光を浴びさせることで作られているのです。なぜ太陽の光を浴びたものがいいのでしょうか？ 梅干、お米も天日干しが、美味しいものです。生のものを「天日干し」にすると、ミネラル成分が増えます。野菜や果実では、うま味や栄養素が凝縮されます。

たとえば、切干大根ですが、歯を丈夫にするカルシウムは大根の約20倍にもなります。また、切り干し大根は、食品の中でもトップクラスでカリウムを含みます。カリウムは、余分な塩分を体外に排出させるので、高血圧やむくみを予防します。さらに 貧血予防の鉄分、代謝を促すビタミンB1、B2もたっぷりと含むのです。

次にご紹介したいのは「海苔」です。

海苔は「海の野菜」といわれ、ビタミン、ミネラル豊富です。それに海苔の食物繊維は、柔らいので胃壁や腸壁を傷つけません。だから優しい整腸作用があります。

また、焼海苔3枚には、みかん約1個分のビタミンCと豚ロース薄切り約1枚分のビタミンB1、B2が含まれています。そのため体内の糖質が効率よくエネルギーにかわるため、疲労回復に効果的です。焼き海苔1枚で、たんぱく質が1.24gもあります。

また、肝臓を働きをよくするタウリンも多く含まれているので、飲酒後にもおすすめです。

さらに海苔には、がん予防や肥満原因の中性脂肪を減少させる効果もあるのです。

海苔が不思議なのは、外国人は食物繊維豊富な生海苔を消化できないのです。すごいことに日本人だけが、生海苔を分解できる腸内細菌を持っているのです。

梅干は、昔の旅人の常備薬でした。梅を食べて病気を防いでいました。

また「梅は三毒を断つ」といわれ、「水毒（体内の水分の汚れ）」「食毒（食生活の乱れ）」「血毒（血液の汚れ）」を予防できるとされ、漢方薬として使われていたのです。

平安時代は、疲労や風邪に効果があるとして貴族に食され、戦国時代には、食中毒や傷の手当てに使われていました。

梅の酸っぱい成分、クエン酸、リンゴ酸は、糖質の代謝を促し体を活性化させる働きがあるので疲労回復に有効です。また梅のクエン酸やピクリン酸は、消化や便通にも効果があります。

また、タンパク質やビタミン、カルシウム、カリウム、リン、鉄、マグネシウムなどのミネラルも豊富に含むので体調を整えてくれます。

梅の特徴で見逃せないことは、酸っぱいけどアルカリ性だということです。実は私たちの体液は、ph7.4ほどに保たれています。phというのは、物質の酸性・中性・アルカリ性を判断する値です。7よりも大きな数字はアルカリ性。小さな数字は酸性です。唾液もph7.4とアルカリ性なのです。ところが、現代を生きる私たちは、肉など酸性のものばかり食べています。このとき体の酸性をアルカリ性に戻すには、沢山のアルカリ性食品を食べなければなりません。

「肉を食べたら3倍の野菜を食べなさい」と聞いたことはないでしょうか？　野菜はアルカリ性の食材が多く、栄養面だけでなく、ph値の観点、すなわち口内環境作りの面からも正しい見解と言えます。

梅は、ph10の強アルカリなので肉などの酸性食品を食べても、少し梅干を食べると体はアルカリ性に戻りやすいのです。

アルカリ性食品の梅を食べると血液やリンパの流れがよくなり、抵抗力や免疫力がアップするので、病気になりにくくなります。梅は想像するだけで、唾液も出るので、口が乾く人にも最適です。

ここで上げた食材は、まさに純日本食とも言えるような物ばかりですが、これこそが、歯周病によく効く食べ物です。

これらの食事の大きなポイントは、口内の環境を正常に保つという役割があります。

「〇〇に効く」という話になると、すぐにこの食材がいい。などというピンポイントに効く食べ物を期待されてしまいますが、残念ながら、そんな都合の良い食べ物はありません。やはり、すべてはバランスです。

つまり、歯周病にもっとも効果的な食事というのも、結局は、栄養も量もバランス良く、体が健康状態を維持できる食事。というのが最適解となるのです。

その中でも、日本食というのは、Ph値の面でも栄養の面でも驚くほどにバランスが取れています。

試しに1日3食のうち、1食は、和食にしてみるなどの行動をしてみると、日本食の美味しさの再発見ができると共に、歯周病の進行も抑えられるので、ぜひお試しください。

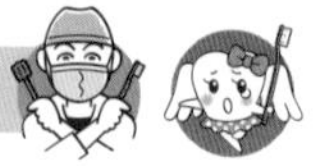

コーラなどの甘い炭酸飲料を毎日飲むと歯や骨は溶けてしまうのか

この迷信は確かに私が小さい頃から伝えられ続けています。

結論から言ってしまうと毎日コーラを飲むだけでは歯や骨は溶けません。では、なぜこのようなことが世間で言われ続けているのかというとコーラに含まれている砂糖や炭酸や、あの色がなんだか溶かしてしまいそうという先入観からきたのではないでしょうか。

確かにある一定の条件を満たせばコーラでも歯や骨を溶かすのは事実です。歯や骨の主成分であるリン酸カルシウムは酸に溶けやすい性質を持っています。コーラはph値と呼ばれる酸性かアルカリ性を測る数値に置いて2.2と数値が低く酸が非常に強いです。

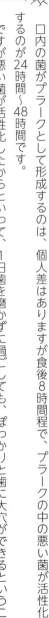

これを口内に置き換えると、30日間、常にコーラを口の中に入れておけば、溶けます。しかし、残念ながら、そのような珍奇《ちんき》な行動をする人はいないでしょうから、コーラで歯が溶けることはありません。

ただし、コーラなどのジュースには、大量の砂糖が使われています。もう、ここまで本書を読んだ人ならわかると思いますが、大量の糖を口に入れるということは、大量のエサを虫歯菌に与えていることにもなります。

たまに、食べた後は歯を磨くけど、飲んだ後は、歯を磨かないという人もいますが、このような人は、コーラを飲む↓虫歯菌を活発にさせる↓乳酸によって歯が溶ける。という流れが出来上がり、結果的に歯は溶けてしまいますが、これは、ただ歯磨きをサボって虫歯になっただけで、やはりコーラによって溶かされたわけではありません。

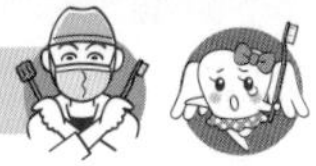

徹夜で仕事など、どうしても歯を磨けない日はどうしたらいいのか

口内の菌がプラークとして形成するのは、個人差はありますが食後8時間程で、プラークの中の悪い菌が活性化するのが24時間~48時間です。

ですが悪い菌が活性化したからといって、1日歯を磨かずに過ごしても、ぽっかりと歯に大穴ができるということはありません。ただし、少なからず歯は溶かされ、歯周ポケットに歯周病菌が入りやすくなってしまうということだけは頭の片隅に置いたほうが良いでしょう。

ということで、歯磨きは自宅でするものという固定概念を捨てて、外出するときは携帯用のかための歯ブラシを一つ鞄《かばん》に忍《しの》ばせておきましょう。

これだけで、外出先で歯磨きができないという状況を回避できます。自宅のようにじっくりと「おとなの歯磨き」をする時間は取れないかもしれませんが、1分くらいの歯磨き時間は作れるはずです。これでも、磨き残しが出るとはいえ、何もしないよりかは遥《はる》かにマシです。

さらに、簡易的な方法として、休憩時間に、30秒ほど水でブクブクうがいをしてみてください。口のぬめりや、軽度の口臭が驚くほど減ります。

徹夜で仕事をしたり、勉強をしたり、朝方まで遊んだりと、どんなに毎日が充実していたとしても、菌が活性化する前に必ず歯磨きでプラーク除去をおこないましょう。

外で磨くときは何も付けずに磨いても十分にプラークを除去する効果はあるので、気軽に磨きましょう。

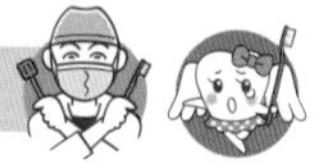

「おとな歯磨き」だけが、本当の口臭対策である

「口臭をいい匂いにしたい」「口臭をなくしたい」。これは誰もが思っていることではないでしょうか。匂いというのは、生活をする上でそれほど重要視されています。

人類は技術の発達により、口内をいい匂いにするものをたくさん開発してきました。「○分間息きれい」「人と会うその前に、口内にもエチケット」「次の日匂わない」これらのキャッチコピーを使ったブレスケア商品は世の中に数多くあります。口臭ケアは、もはやおとなの身だしなみの一環になりつつあります。ですが、2章で紹介した薬用マウスウォッシュのように全ての商品は「一時的」なものである事をきちんと理解して欲しいと思います。

確かに食べ物の匂いはブレスケア商品でその場をしのぐことができ、緊急時には大いに役に立ちます。ただし、慢性的な臭い息はこれらでは太刀打ちできません。

では、口臭とはどこからやってくるのか。というと、それは歯周病による腐敗臭《ふはいしゅう》です。自分の口が臭いのかどうか、自身で判断ができないというのは、多くの人がご存知かと思いますが、これは、この腐敗臭に、嗅覚《きゅうかく》を麻痺させる作用があるためです。

そんな腐敗臭の原因は、歯周病菌が食べるエサにあります。歯周病菌は口内の粘膜、歯の隙間の食べカスや歯周ポケットから出る浸出液などに含まれるタンパク質を食べます。このタンパク質が分解されたときに出るのが、硫化水素、ジメチルサルファイド、メチルメルカプタンといわれるガスです。口臭のほとんどが、これらのガスがブレンドされ、あの独特の腐敗臭を作り出してしまうのです。

すなわち口臭とは、歯周病菌が存在するプラークから生み出されているということです。つまり、口臭をなくしたいのであれば「おとなの歯磨き」が必須です。

便利で頼りがちなブレスケアですが、頼りすぎて本来やらなければいけない歯磨きが疎《おろそ》かになってしまっては本末転倒です。

これまで、虫歯や歯周病の予防のために「おとなの歯磨き」を推奨してきましたが、口臭予防にも「おとなの歯磨き」が最適な選択となるわけです。

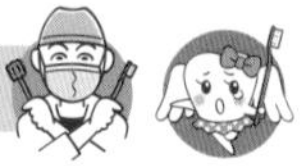

親の口が臭くなってきた。でも、口臭って指摘しづらい

長年お世話になってきた親。でも、なんだか最近口が臭い。

口臭ほど人に言いづらいことはないかもしれません。しかし、口が臭くなる理由を知れば、指摘しなければいけないこともわかってもらえると思います。先程も紹介した通り、口臭の原因は歯周病です。さらに、年を取ると、唾液の分泌量が減ってしまうため、より口が臭くなりやすいのです。

本書の一章でもお伝えしたように歯周病というのは、多くの病《やまい》を引き寄せる非常に怖い病気です。そして、年を重ねて臭くなったということは、長年、間違った歯磨きを続けていたため、歯周病菌の除去がうまくいかず、ゆっくり時間をかけて症状を悪化させていったと考えられます。

でも、口が臭くなったというサインに気づいたということは、歯周病の進行を妨げるチャンスでもあります。

もちろん、直接「口が臭いよ」と指摘するのは難しいかもしれませんが、やんわりと「最近、歯医者行ってる?」などの話題から入り、本書を読んだ話をし、歯磨きの重要性や歯周病から口が臭くなる解説をし、最後に「はぁ〜」と息を吐いてもらい「少し臭いから、やっぱり一度、歯医者に行ったほうがいいよ」という流れを作ってみるなどはいかがでしょう?

この流れなら、普段は気づかないけど、近くで嗅いだら臭いということを示唆できるので、相手を大きく傷つけることなく、歯科医院に向かわせることができると思います。

年を重ねて歯が無くなると、人生の楽しみの多くが奪われてしまいます。ですので、いつまでも親御さんが幸せに生きるためにも、口臭に気づいたときは、この機会を逃すことなく、歯科医院へ導いてあげてください。

それと、歯科医院に行った後は、今後、歯周病に悩まされることがないように、本書を渡して、正しい歯磨きの方法をレクチャーしてあげてください。また、もしネットで買い物をしない親御さんならば、スポンジブラシもプレゼントすることも忘れないでください。

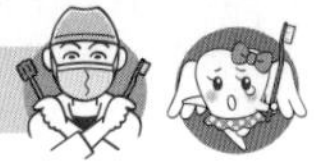

タバコを吸うと虫歯や歯周病にもなりやすいのか

虫歯菌のエサは糖、歯周病菌のエサはアミノ酸。一見するとタバコの主成分であるニコチンやタールとは明らかに違うので関係性がないように思えますが、実際に口内への悪影響は出るのでしょうか。虫歯と歯周病へのそれぞれの関係性について解説していきます。

まず、虫歯との関係性ですが、近年のタバコにはチョコレートやマンゴーやメンソールなどの香料がついている物もあり、当然それらには糖が含まれているため虫歯になる可能性があります。では、それ以外については大丈夫なのかというとそうではありません。タバコを吸うと、俗《ぞく》にヤニと呼ばれるベタベタした油成分が含まれているため、これが歯や歯茎に付着することでプラークの形成を促進させる可能性があるのです。これにより虫歯菌の住処を作ってしまう可能性があります。

さらにタバコを吸う人は「食後の一服」など何かの行動をしたご褒美としてタバコを吸うことが多いので、その結果、吸わない人より歯磨きを疎かにしたり、食後からかなり時間が経過して歯磨きをすることになるので虫歯になりやすいと言えます。

とはいえ、タバコのリスクといえば、歯周病のほうが影響は大きいでしょう。

まず、タバコの煙の成分であるニコチンやタールなどの有害物質が、口内に入ると粘膜や歯茎に付着し吸収されます。吸収された有害物質は、血管を収縮させ歯茎の血流量を減少させます。血液循環が悪化すると免疫力が下がりますし、傷の治りも悪くなるため、歯周病が進行します。

タバコを吸わない人の歯周病は、歯茎も赤く腫れすぐにわかるのに対し、タバコを吸う人は、歯茎もほとんど腫れず、色も少し暗い黒色なので一見すると歯周病にはみえないのです。

さらに、本来「おとなの歯磨き」をおこなえば歯茎から血が出るので歯周病である自覚を持ち歯磨きへの意識が変わるのですが、タバコを吸い続けている人は血管収縮の影響で出血しなかったり、歯茎の腫れや匂いなどの歯周病のサインを見落としやすいのです。

しかし、歯周ポケットの深さを測る針のような細い器具「プローブ」を挿入すると、一般の人よりも驚くほど深くズブズブと挿入されます。にもかかわらず、出血しないし痛みも訴えないのです。だから私は余計なお世話だとわかりながらも「本数を減らせませんか？　できれば禁煙できないでしょうか」と言ったお願いをするようにしています。

これらを踏まえて喫煙者は、非喫煙者より虫歯や歯周病に感染しやすいという自覚を持って、より「おとなの歯磨き」への意識を高めていただきたいと思います。

ある統計データによると、歯周病にかかる危険は1日10本以上喫煙すると5.4倍に、10年以上吸っていると4.3倍に上昇し、また重症化しやすくなります。

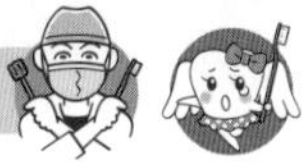

歯並びが悪いです。矯正を考えた方が良いですか？

芸能人のように歯並びがきれいだとニコっと笑ったときの相手に与える印象は抜群によくなりますよね。見た目をよくしたいという理由から歯科矯正を考える人はかなり多いのではないでしょうか。

そもそも歯並びはどのようにして悪くなるのでしょうか？　原因の多くは、6歳までの顎の成長不足によるものです。顎の成長が進まないまま永久歯に生え変わると、歯の並ぶ長さが足りず歯の生え方がガタガタになってしまいます。じつは、チャームポイントとよく評価されることもある八重歯も、その症状の一つです。

顎の発達のためには小さい頃から硬いものをよく噛んで食べることが大切です。また、日常生活における何気ない行動も「顎の癖」を作り出し、おとなになっても顎の歪みから歯並びが悪くなっていきます。歯並びの悪さは、印象だけでなく、プラークを作りやすい環境を作り出し虫歯や歯周病の多くの原因につながります。さらに、歯並びが悪くなると噛み合わせが悪くなるので噛むたびに顎に負担をかけ「顎関節症《がくかんせつしょう》」を引き起こす恐れがあります。

また、アンバランスな噛み合わせになるため顔の筋肉の発達が偏り顔の歪みにつながり年齢よりも老けて見られがちです。

このように、歯並びの悪さは今後の人生に多大なるデメリットを及ぼしますが、その多くは家庭環境や生活環境の癖によって形成されるため、おとなになってから修正するのは難しいでしょう。

では、歯並びをどうにかしたいなら、歯列矯正するしかないのか？　と思うかもしれませんが、歯列矯正は保険適用外で数10万～100万円近くかかることもあるため、経済的な負担が大きくのしかかってしまいます。

さらに、歯列矯正中に虫歯の治療をするとなると、矯正器具を外してから治療しなければならないため、矯正前にすべての虫歯の治療をおこなうのが一般的で、ここで長い時間とさらなる費用が必要になる人もいます。

くわえて、矯正中はフロスが使えないため、歯周病が進行しやすく、歯間ブラシやワンタフトブラシなどでケアしなければならず「おとなの歯磨き」をするときにも今まで以上に時間がかかってしまいます。

とはいえ、やはり、見た目の問題などで、矯正したいと考える人も多いのもわかります。そのような場合は、歯科医師と相談の上、矯正に踏み出すのも悪くないと思います。

ただし、歯科医師の中には、患者の希望を叶えようとし過ぎるあまり、審美《しんび》だけに着目し、噛み合わせに目が行かない人もいますので、矯正する場合は、予《あらかじ》め、噛み合わせにも言及しておくと良いでしょう。

冒頭でも紹介しましたが、歯列は6歳までの顎の発達が大きく関係しているので、お子さんがいらっしゃる人は、自分だけでなく、お子さんの日常動作も注意して見てあげてください。

たとえば、このようなクセを持っているのならば、こどもの内に直すことで、お子さんの未来の懸念点を一つ減らすことができます。

歯並びが悪くなる習慣

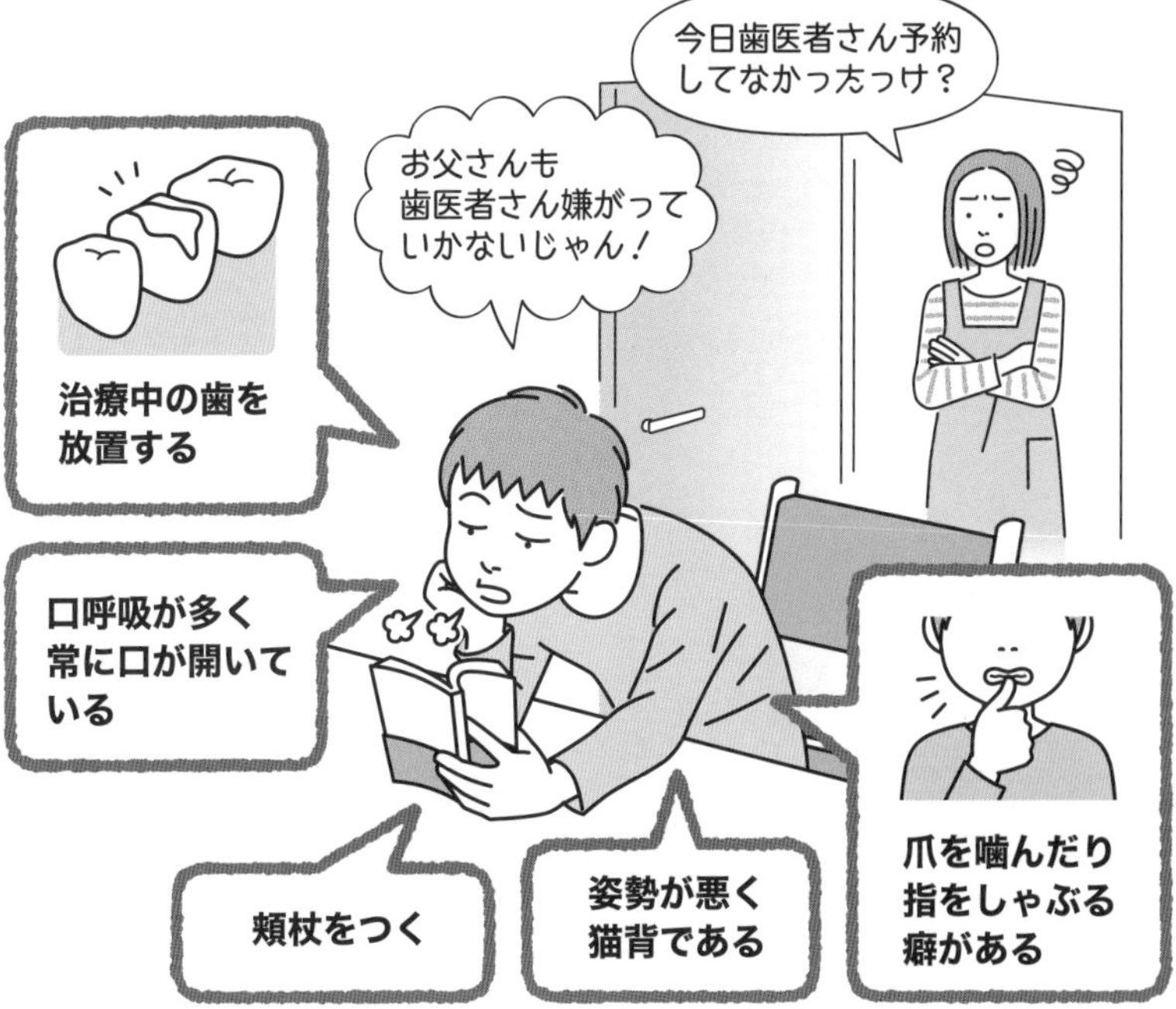
今日歯医者さん予約
してなかったっけ？
お父さんも
歯医者さん嫌がって
いかないじゃん！
治療中の歯を
放置する
口呼吸が多く
常に口が開いて
いる
頬杖をつく
姿勢が悪く
猫背である
爪を噛んだり
指をしゃぶる
癖がある

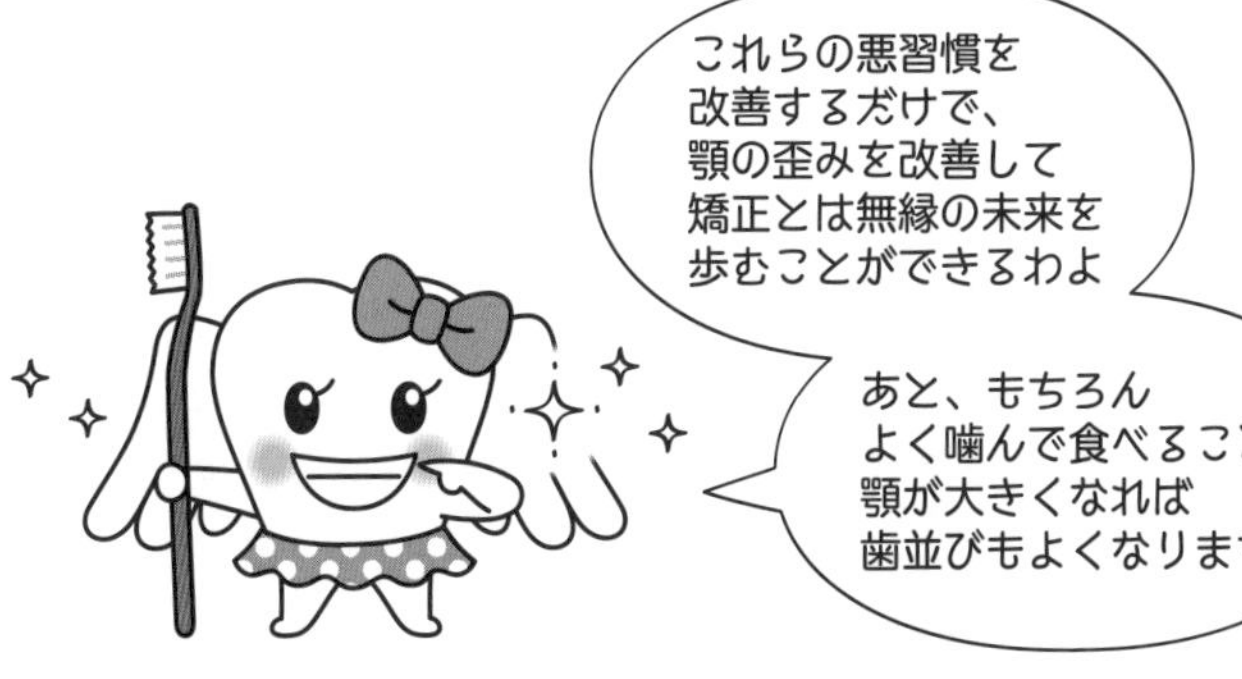
これらの悪習慣を
改善するだけで、
顎の歪みを改善して
矯正とは無縁の未来を
歩むことができるわよ
あと、もちろん
よく噛んで食べること！
顎が大きくなれば
歯並びもよくなります！

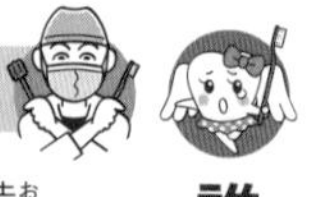

誰もが憧れるホワイトニング効果の実態

歯が真っ白でピカピカになる。これは誰しもが想像したことある美しい自分像ではないでしょうか。本来、黄色人種《おうしょくじんしゅ》である日本人は歯が真っ白ではなく薄黄色が混ざっているので、コーヒーやカレー、タバコなど着色の強いものは歯磨きで落とすことができますが、歯磨きをどんなに頑張っても芸能人のような真っ白な歯になることはありません。

しかし近年は、ホワイトニング技術も世界的に進歩しており、顧客のニーズに合わせた様々なホワイトニング方法があり真っ白にすることも人工的には可能です。

しかし、そこまで白くする必要はあるのでしょうか？

ホワイトニングに興味を持つ人が増えてはいますが、最近では、ホワイトニングとクリーニングがごっちゃになっているように感じます。

ホワイトニングとは文字通り「歯を白くする」こと。

対して、クリーニングとは「歯を元の色に戻す」こと。

たとえば、喫煙者やコーヒーやお茶を多量に飲む人などは、タバコのタールやコーヒーの色素や茶渋により、歯が変色していきます。

これらの色は、研磨剤を使用し、色素だけを削ぎ落とすことで通常の色に戻すことができます。

このような物理的な方法ではなく、薬剤などを使って歯を白くするのがホワイトニングです。

当然、歯を美しく見せるという効果はありますが、ホワイトニングのメリットは言ってしまえばこれだけです。

ただ、この美しさによって、自分に自信がついたり、白い歯を見てもらいたいがために笑顔が増えることによって人間関係が円滑《えんかつ》になるなど、美しさにかかるメリットも多いので、一概にやらないほうがいいとは言えません。

ただ、やはりデメリットもあるので、まずはこれを踏まえて、ホワイトニングをするかしないかの判断をしてください。

・施術期間中、使用する薬剤と合わずに、歯がしみたり痛みが続いてしまう。
・ホワイトニングした歯が脆《もろ》くなるケースもある。
・被せ物は白くできないため、そこだけ悪目立ちしてしまう。
・白さを保てるわけではないので、定期的に通う必要がある。
・総費用が高い。

このようなデメリットがありますので、これらを踏まえて判断してください。

ただし、前述のように、クリーニングとホワイトニングがごっちゃになっている人も多く、歯のくすみや着色を取りたいだけなのに「ホワイトニング」をお願いしてしまうケースも多くあります。

そこで、まずは歯科医院でクリーニングを試してください。それでも、驚くほどにキレイになるので、ホワイトニングを考えるのは、その後でお願いします。

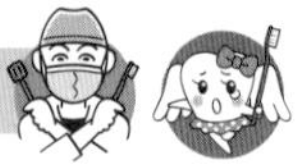

50歳から始まる更年期障害より怖い歯牙破折

50歳前後になるとホルモン値の減少により更年期障害が始まると言われており、不安や悩みを抱えてる方も多いと思います。くわえて精神面だけでなく体のあらゆるところが悲鳴をあげます。その中の一つに口内で起きる歯牙《しが》破折《はせつ》というものがあります。

歯牙破折とは読んで字の如く、歯が折れてしまう症状なのですが、特に奥歯が折れてしまう人が増えています。本来、歯はただ硬いだけでなく、歯の中にある血管と神経から栄養をもらい弾力がありしなやかな働きを持っています。まさに柳《やなぎ》の枝に雪折《ゆきお》れなし。ということろです。

ところが、虫歯が悪化すると神経と血管をとる必要が出てくるので、歯に栄養が届かずに枯れ木のように、歯が折れやすくなってしまいます。さらに、年齢が高くなるに従って、歯の血管と神経の集合体である歯髄《しずい》が痩せていき、50代くらいで、歯のしなやかさが失われはじめます。すると、歯に栄養が行かなくなり、歯が枯れ木のようになるため、折れやすくなってしまうのです。

さらに、社会的にこの年代となると、責任のある役職につく人も多く、また、家庭内でも子どもの受験や親の介護など、過大なストレスがかかりやすい年代でもあるため、これによる歯ぎしりで、より折れやすくなってしまうのです。

ですから「おとなの歯磨き」による病原菌の除去とペングリップによる歯ブラシの持ち方や寝るときのマウスピースの着用とこまめにストレス解消をするなどの力のコントロールをしっかりとおこないましょう。

プラーク除去と力のコントロール。この歯を守るゴールデンルールを実践することで、50年と言われる奥歯の寿命を、生涯現役の歯のまま保つように今のうちから気をつけるようにしましょう。

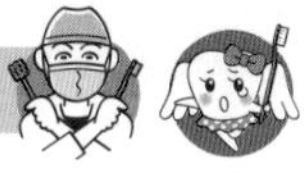

唾液は口内の万能薬である

口の中に出る唾液。見た目はただのサラサラした水分なので、その凄さを意識することはありませんが、じつは、8つのものすごい機能を有しているのです。

①消化をお助け

唾液アミラーゼが、デンプンを分解して消化を助けてくれています。

②病原菌をやっつける抗菌の作用

とても強い免疫細胞も入っています。なので歯周病も予防します。

③飲み込みやすくする作用

もし、食べ物が、パサパサしたチャーハンのようになっていたら、バラバラにノドから食道へいくので、隣り合う気管と食道の入口の開け閉めのタイミングがうまくあわずに、誤って気道に入ってしまい、むせたり、誤嚥性肺炎の原因になってしまいます。しかし、唾液があると食べ物をまとめることができるので、息を止め、気管の入口を閉じ、食道の入口を一瞬開けるという場面で「飲み込み」がしやすくなります。

④虫歯を予防する

酸性になったお口を中性にもどすようにしてくれます。歯は「酸」で歯が溶けてしまうのですが、唾液が酸性を中和してくれるので「歯」も溶けずに守られます。

⑤歯を修理する

「歯」はリンやカルシウムで出来ています。唾液にも、リンやカルシウムが含まれていて、歯の壊れた部分をリンやカルシウムでなおしてくれます。

⑥傷を治す作用

唾液に含まれる上皮成長因子（ＥＧＦ）が、絆創膏《ばんそうこう》のように傷をなおしてくれます。

⑦粘膜のバリア

唾液の中の糖タンパクが、ノドや食道の粘膜を覆って守ってくれています。

⑧発声や滑舌をスムーズにする作用

潤滑液《じゅんかつえき》の役割をはたしてくれます。

唾液には、こんなにも素晴らしい機能がたくさんあるのですが、緊張していたり怒ったりしていると、交感神経優位となり、ネバネバした唾液しか出ずに、口が乾いたり、上記の機能がはたせずもったいない状態になってしまいます。

逆に、リラックスしたり、副交感神経が優位に働く状況だと、さらさらした甘い唾液がでるので、唾液が本来持つ機能をあますことなく発揮できます。

現代社会のように緊張がとけにくい普段の生活の中でも「じゅわっ」と甘く感じられる唾液があふれて来ることがあります。これは、唾液の味を意識してみるとわかるので試してみてください。そして、この甘い唾液が出たときは、押さえつけられていた副交感神経が働きだした証《あかし》。日常生活の中でじゅわっ甘く、さらさらした唾液が出てくることがあったら、意識して、甘い唾液が出た出来事を日々の生活の中に取り入れるといいでしょう。

少し横になって寝たり、美味しい食事を目にしたり、好きな人と手を繋いだり、シチュエーションは人それぞれ様々な状況で起こるので、この甘い唾液を意識するだけでも、生活に華やかな彩りを与えやすくなります。

人生100年時代となり、気をつけたいのは、年齢が上がるにつれて唾液が出にくくなるということです。つまり、唾液が口内を守ってくれなくなると、前ページの良い作用がなくなり、病気になりやすくなってしまうのです。

たとえば、口腔カンジダ症にもなりやすくなります。私たちの口にいるカンジダ菌は、口が潤っているときは、丸まっているのですが、乾燥すると棘《トゲ》をだして、粘膜に刺さり、痛みも感じます。

また、抗菌作用がなくなることで、病原菌が繁殖し口臭が強くなったり、虫歯や歯周病が進行します。歯茎の腫れ、痛み、歯の動揺で食べにくくなるので日々の幸せ度がさがります。

入れ歯も唾液があることで、隙間が埋まりはずれにくくなりますが、口が乾くことで、潤滑作用がなくなり、入れ歯の適合も悪くなりますし、保護作用がなくなり入れ歯により口内を傷つけてしまい、しかも、唾液の作用が期待できないので、その傷も治りにくくなります。

さらに食事でも、本来なら唾液によって食べ物が飲み込みやすいドロドロした形状になっていますが、唾液が減ると、固形状態が残りやすくなり、気管に誤嚥しやすくなるので、肺炎のリスクも高まります。さらに、飲み込みがうまくできないと、だんだんと食事がツラい時間となり、食事量も減り、気力・体力ともに失い病気になりやすくなります。

加齢以外にも、薬によっても唾液が出にくくなります。服薬する薬の700種類以上に唾液を出にくくする。という副作用が記載されるほどです。

でも、大丈夫です。唾液腺マッサージやよく噛むことで沢山の唾液が出るようになります。

唾液腺マッサージ

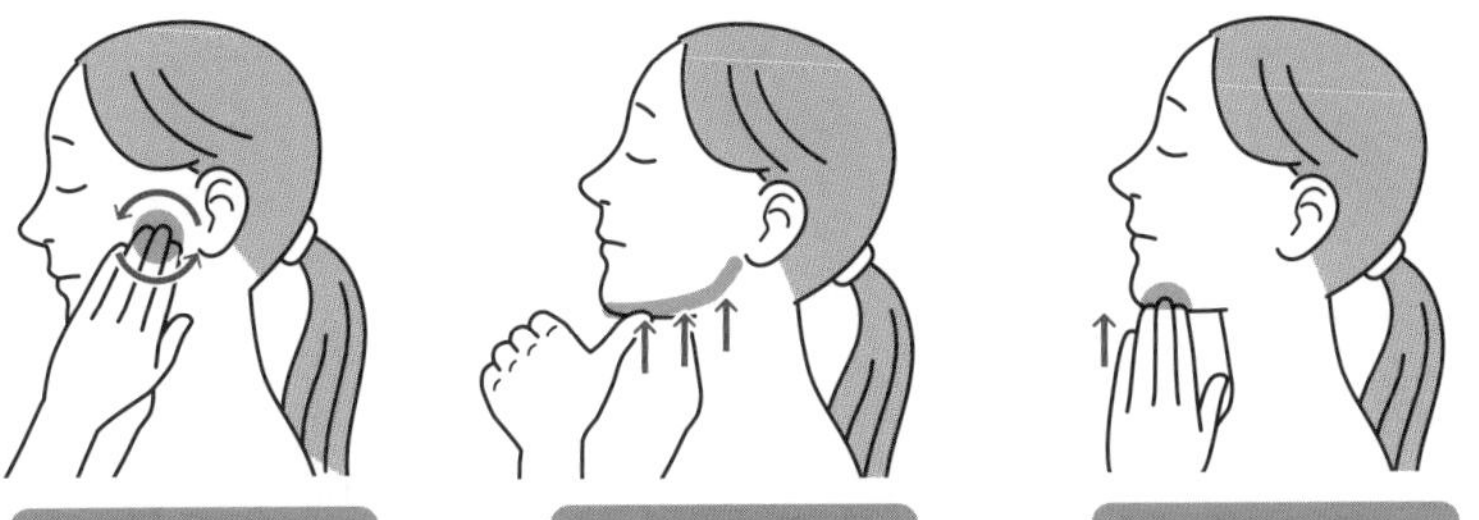

耳下腺

耳のつけ根あたりを
ゆっくりと円を描くように

顎下腺

顎の骨の内側の
柔らかいところを
優しく押す

舌下腺

舌の真下あたりを
少し強めに押す

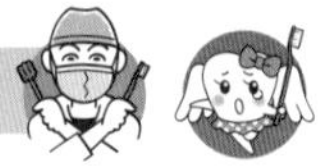

健康も美も手に入る舌回し運動

ここでは今すぐにできる2種類の舌回し運動をご紹介します。

まず、1つ目が舌を口角の横の部分に強く押し当て、そこから口の中を1周させます。

ポイントは強く押しながらゆっくりと動かすこと。これを時計回り、反時計回りの両回転を1日に10回程度回しましょう。

おすすめのもう1つは「舌スイング」です。舌を口から出るほど伸ばし、左右の口角に当たるように右・左と大きく動かします。

こちらも1日10往復を目標にやりましょう。

日本人は、もともと表情が乏《とぼ》しいと言われていますし、近年では、マスクをする人が以前より増え、ますます表情が読み取りづらくなっています。

そこで、美や健康のためだけでなく、豊かな表情を作るためにも、これら舌回しの実践、いわば「舌トレ」は、今の時代、必須のトレーニングといっても過言ではないかもしれません。

笑顔をはじめ表情は、大きな役割をはたしています。舌まわしをすれば、見た目はもちろん印象もよくなり人間関係を円滑にしますし、健康寿命も伸ばすのです。「おとなの歯磨き」後の舌トレ。皆さんも是非、生活に取り入れてください。

舌回し運動にチャレンジしよう！

舌回し

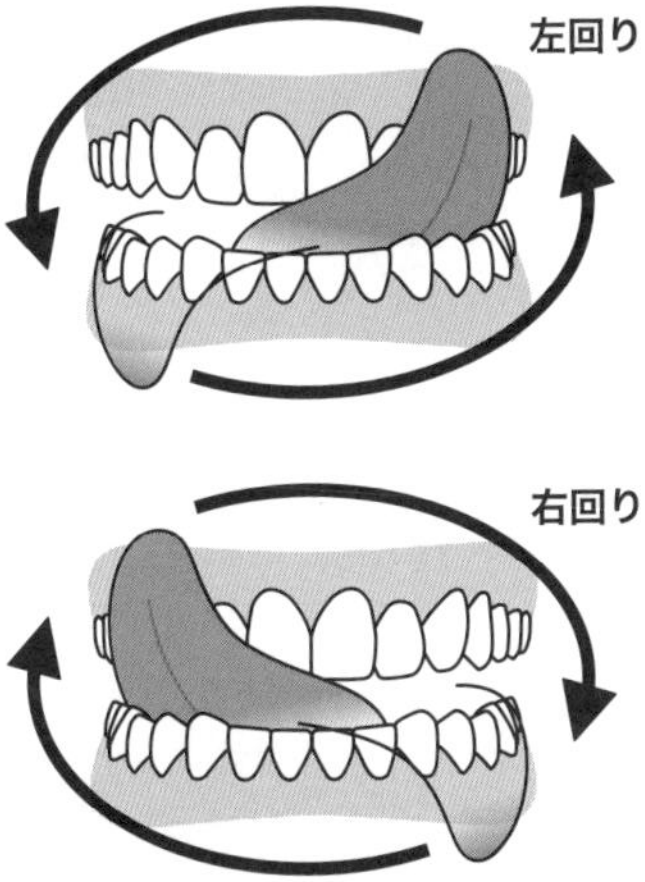
左回り
右回り

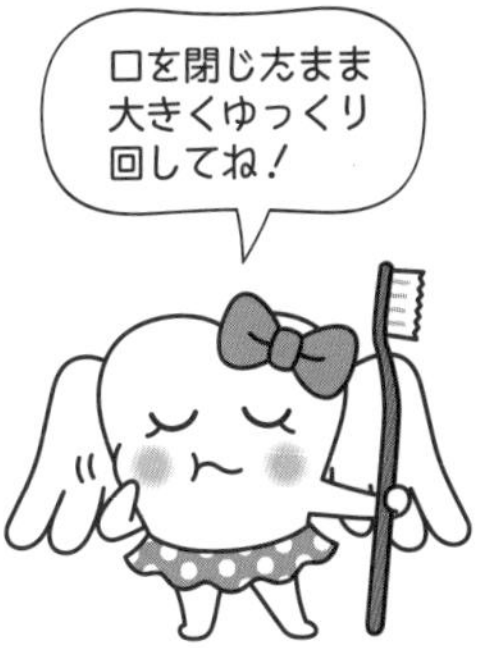
口を閉じたまま
大きくゆっくり
回してね！

舌スイング

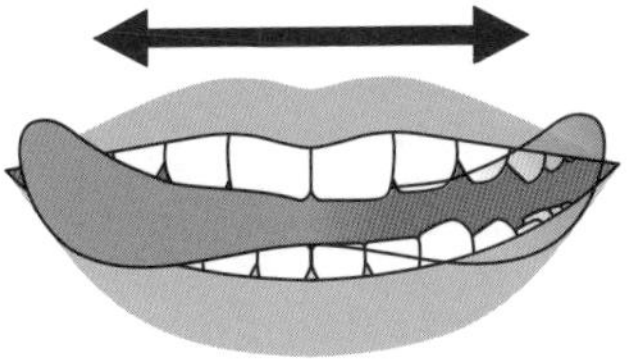

左右のほおが引っ張られるくらい
ゆっくり大きくスイング！

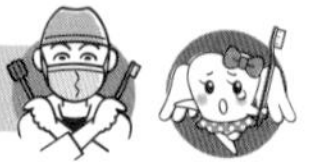

よく噛むことはすべての健康につながる

小さい頃から親に「ご飯はゆっくりよく噛んで食べなさい」と言われた方も多いと思いますが、そのメリットをきちんと説明されたことはないと思います。

おそらく、多くの人は「消化に良い」「少ない量でも満足できる」などのメリットがあると思っているでしょうが、じつは、噛むことのメリットは、思った以上に多いのです。

まず、脳から出ている脳神経は12種類あり、目なら視神経や動眼神経、耳なら聴神経、鼻には嗅神経と、人間が生きる上で、大切な感覚の多くを司っているのが、脳神経なのですが、なんと、脳神経の半分が口に張り巡らされているのです。

そして、口への刺激は、瞬時に脳に伝達され、噛んだときの刺激は主に三叉《さんさ》神経が感じ取り、これらの情報を元に、様々なホルモンが分泌されます。

たとえば、脳内麻薬と言われる「βエンドルフィン」やる気ホルモンと呼ばれる「アドレナリン」など、活力をみなぎらせるホルモンは、噛むことでも生成されるのです。

また、こんな実験もあります。

ネズミの奥歯を削り、噛み合わせをなくすと、エサまでの道のりを覚えられなくなり、空間認識もできなくなり、特定の行動時に電気ショックを与えて行動の危険性を示唆させても、その記憶を失うなど、記憶領域に大きな変化があることが証明されました。

これは、噛むことがいかに記憶と関係しているかを示しています。

もちろん、人間を使った実験でも同じような結果が出ています。有名なところでは、東北大学で、仙台市の高齢者、約200名を対象にMRI画像を撮影したところ、歯が多い人ほど脳の記憶領域が残っていて、歯が無くなった人ほど消失していることが明らかになりました。

これを読んでいる皆さんは、ほとんどが歯がある状態なので、気づかないかもしれませんが、じつは、人は噛むことによって、自身の記憶能力を高めているのです。

さらに、噛むことによって、口に張り巡らされた神経だけでなく、顔面の筋肉も動かすことになるため、噛めば噛むほどに脳への血流量が増加し、それに伴い、酸素とエネルギーの供給量が増えるため、脳が活性化するという作用もあるのです。

ガムを噛みながら勉強すると成績が良くなるという研究データがあるなど、その効果は、数多くの実験によって立証されています。

もちろん「たくさん噛むことで満腹神経が刺激され、少量の食事でも満足できる」たくさん噛むことで唾液により食事が分解されるので消化に良い。という多くの人が知っている噛むことのメリットは当然受けることができます。

誰もがする食事、そのとき誰もが行う噛むという行為。普段、あまりに当たり前に行っているため、考えもしない人がほとんどだと思いますが、じつは、これだけのメリットが含まれているので、試しに、次の食事はいつもより多めに、できれば30回噛んで、これらのメリットを自分の身で体験してみてください。

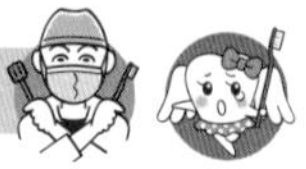

ペットとキスをすると口内に影響は出るのか

ワンちゃんとペロペロ、ネコちゃんの顔にモフモフ、食べかけのご飯を分け与える、同じ食器を使う、動物間での水や食べ物を共有。これら全てで感染し合っています。

人もペットもかかる病気のことを人獣共通感染症と呼びますが、ペットとの接触により、本来、人間の口内にはいない病原細菌が口内に入り込むことで、罹《かか》ることも多いのです。

愛情が爆発して、ついペットにキスしてしまう。という状況だとは思いますが、なるべく避けた方がよい。と言うことは覚えておいてください。

また、ペットの話でいうと、ペットも歯周病になります。もちろん、ペットが歯周病になった場合も、1章で紹介した歯周病による体への悪影響も起こります。

ただし、人間と違って、体の小さい動物の場合、人間よりも骨の総量が少ないため、歯周病が進行したとき、骨が吸収されてしまう速度も早まり、歯が抜けやすくなり、下顎も骨折しやすくなります。

このとき当然、歯周病で出る諸症状、歯茎の痛みや口臭なども発生します。

ですから、人間と同様にペットも動物病院などで歯石を取ってあげて、しっかり歯磨きをしてあげることが大切です。やり慣れていないと嫌がる場合もあるかもしれませんがそのときはスポンジブラシを使って優しく磨いてあげてください。

ちなみにデンタルIQが高いスウェーデンでは愛犬の動物病院での受診の第2位に歯周病が入るそうです。それくらい愛するペットの幸せも口内が決めると言っても過言ではありません。

四章

歯科医院の賢い選び方

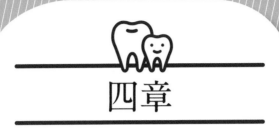

悩みゼロからの人生再スタート

じつは「おとなの歯磨き」をおこなう前に、やってもらいたいことがあります。

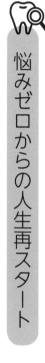

それが、歯科医院に行くことです。

今現在、虫歯がない。と思っている人でも、歯科医院に行くと虫歯があった。というのは、よくある話です。

しかし、これは大チャンス。虫歯があるということは、その分、歯が溶かされていて、清掃しにくい菌の住処を増えているということですから、治療を機に口内のプラーク除去が難しい場所をなくすことができるのです。

また、歯石も同様に多くの人が付着しています。

歯石は菌の格好の住処ですので、これも取り除いてほしいのです。

「おとなの歯磨き」をすれば、虫歯にも歯周病にもなりません。

しかし、虫歯や歯石がある状態では「おとなの歯磨き」の除去能力が追いつかない場合もあります。そのため、現在、歯に異常があると、虫歯や歯周病にならない。ということを保証できないのです。

そのため、一度歯科医院に行って、現在の歯の状態を完璧《かんぺき》に仕上げてください。

けれども「口の中に虫歯があって治療するのが怖い、何年も歯科医院に行ってないから不安だ」と思う方もいるかもしれません。

歯科医院に行き慣れていない人は、とくに痛みに対する不安を抱えることと思いますが、この点は、安心してください、昔とちがって現代は、痛みを覚えることは、ほぼありません。麻酔の針自体も改良されていますし、針を打つ前に表面麻酔をします。いかに痛みをなくすか、どの歯科医院も工夫を重ねています。

それに、良く考えてみて欲しいのです。虫歯の治療は確かに歯を削るので、人によっては多少の痛みはあるかもしれません。ですが、一時的な痛みを乗り越えずに放置しておくと、さらなる痛みを生み最終的には抜歯したり大きな病気の原因にもつながり、死に至る恐れもあります。

また、幸いなことに日本の歯科治療は海外に比べて保険適用がききます。アメリカに住む日本人などは、治療費が膨大なゆえに検診する為だけにわざわざ日本に帰ってくる人もいます。それくらい日本の歯科治療は、患者に優しい制度なのです。だからこそ、その特権を大いに活かして欲しいと思います。

話を戻して、どんな人でも、一度、歯科医院に行くことで、虫歯が見つかったり、歯ぎしりによるくさび状欠損があるなど、様々な問題が見つかる人がほとんどです。そこで、これらの問題を解決してもらい、口内をリセットすることで、虫歯もなく、プラークが作られやすい温床も改善できます。

このように口内を万全の状態にすることで「おとなの歯磨き」は100％の力を発揮することができます。

しかし、多くの人は、歯科医院の選び方や見分け方などはご存知ないことと思います。

そこで本章では、歯科医院探しのコツを紹介します。

第一幕 人生最後の治療に臨みましょう

では、このときどんな歯科医院を選べば良いのかというと、これがじつに難しい問題です。

ネットなどで評判を見ると、いろいろなことが書かれていますし、医療の中でも歯科医師はかなり技術に差が生まれやすい分野ではありますが、じつは、治療の良し悪しというのは、プロである歯科医師が、治療後の出来栄えを見て、ようやく判断できるレベルなのです。

といっても、その技術レベルの差は、噛み合わせをしっかり考えて削っている、余計に削りすぎない、歯の根の治療を丁寧におこなっているなど、微妙な差しかありません。

歯は0.5ミリ余計に削るだけでも、噛み合わせは変化し、大きな違和感を持ってしまいますが、しかし、患者さんの立場では、自身の治療後を見ても、あまりにも微妙な差のため「削りすぎているじゃないか」とは思いません。それくらい、歯科治療というのは繊細かつ複雑な治療が必要となるため、良い歯科医院を見分けるというのは、とても難しいのです。

それなら、悪い歯科医院を見分けるにはどうすれば良いのかというと、これはこれで、難しいのです。

業界を擁護《ようご》するわけではありませんが歯科医師である以上、難しい国家試験を突破し、得手不得手《えてふえて》はあるにしても、多くの患者を診察し、様々な治療をこなしているため、治療法において大きなミスをするということは、まず、ないと私は信じています。

ですから、本章の最初で書いた「現在の歯の状態を完璧に仕上げる」ということであれば「近くて通いやすい」といった理由など自分の感性で選んでいただいても、大丈夫です。気楽に治療に臨んでください。

そして、これを人生最後の歯科治療にしましょう。

治療後は「おとなの歯磨き」をしっかりおこなえば、一生、虫歯にも歯周病にもならない人生が待っています。

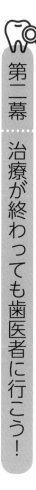

第二幕　治療が終わっても歯医者に行こう！

前ページで人生最後の歯科治療と書きましたが、それで、歯科医院との縁を切らないでいただきたいのです。

「え？　虫歯にも歯周病にもならないのに歯医者に行くの？」

そんな疑問が浮かぶのも当然です。しかし、それでも、いや「おとなの歯磨き」で口内への意識が高まったからこそ、歯科医院はあなたにとって、人生のパートナーとも呼べるほど大きな存在へと変わるのです。

治療をしないのに、なぜ、歯科医院に行くのか？　と問われれば、その答えは簡単です。予防するために歯科医院に行くのです。

予防目的で歯科医院に行く。これを実践している人は、ほとんどいないと思いますが「おとなの歯磨き」をおこなって、口内への意識が高まってくると「自分の磨き方って正しいのかな？」「ちゃんと磨いているつもりだけど、磨き残しがあるかも」など、しっかりとした疑問が浮かんできます。

実際に、しっかり磨いているつもりでも、はじめのうちは磨き残しがでるものです。もちろん、自身で歯垢染色剤を使って調べるという方法もありますが、やはり、一日何十人もの歯を見ている歯科医だからこそ見つけられる磨き残しというのもあります。

また、この磨き残しからできる歯石も定期的にチェックしてもらったり、自分の歯磨きが他の人と比べてどれほど有効なのかを客観的に評価してもらえたりなど、口内の意識が高まれば高まるほどに、歯科医という人の存在がありがたく感じられることでしょう。

しかし、治療と違い、予防での歯科医院選びはグンと難しくなります。

予防は、歯科医師によって大きな差が出てしまいます。

あまり、言いたくはありませんが、今の保険制度では、予防をしても大したお金にはなりません。そのため、治療に注力しがちという経済的な事情もあります。

さらに、歯ブラシ指導などを含めた予防業務は、歯科医師ではなく、歯科衛生士がおこなうことが多く、その人の技量に頼ることになるため、個人経営が多い歯科医院で、歯科衛生士のレベルまで判断するというのは、とても難しく、また、その歯科衛生士に歯科医師がどれだけ予防の指導をしているのか。さらに、歯科衛生士不足のため、必然的に歯科衛生士は仕事が増えてしまい、衛生士の時間をさけず予防指導もできないという問題もあります。

さらに、予防というのは、話し方一つで患者さんの受け取り方が変わってしまうため、予防の知識だけでなく、話し方や患者さんの質問の受け取り方などの能力も必要になってきます。

つまり、治療以上に予防のための歯科医院選びは難しいということです。まさに、ここからが歯科医院選びの本番です。

ということで、ここからは、予防のための歯科医院選びについて紹介していきます。

第三幕 本当の歯科医院選び

本書を読むことで、虫歯や歯周病の仕組みは理解できたと思います。

そこで、まずは患者さんには、なかなか見分けがつきませんが、プロから見て「大丈夫かな？ この歯科医院」と思うポイントを挙げていきます。

・根の治療をしっかりしない

歯における根というのは、歯茎より下の部分で、神経が通っているデリケートな部分です。虫歯が進行すると、根の治療をおこなう場合もありますが、これまた経済的な理由になってしまい恐縮ですが、根の治療はお金にならない割に丁寧に治療すると時間がかかるため、この治療をおざなりにしてしまう歯科医もいます。

・治療の順番が謎

本書を読んで来たならわかる通り、虫歯にしろ歯周病にしろプラークが原因となっています。そのため、歯科治療では、まずプラークや歯石の除去から始めるのが定石《じょうせき》ですが、虫歯を治し終え、ようやくこれらの除去をおこなう人もいます。このような謎の順番で治療をおこなったり、治療計画もなく、行き当たりばったりで治療をするような歯科医院は、あまり信用できません。

・噛み合わせを考慮していない

これは技術的な部分ですが、噛み合わせを考慮して差し歯や被せ物を入れているかどうかは、プロ目線では歯科医院を見分ける大きなポイントになります。

ただし、噛み合わせというのは、とても難しく、とくに日本人の食事は、ただ上下の歯を合わせて噛み切るのではなく、すり潰すような動きも多いため、噛み合わせをしっかり考えて治療するとなると、とても手間がかかります。差し歯や被せ物を入れたとき、どのように歯を動かしても完璧に噛み合うというのは、難しいかもしれませんが、その難しさに挑戦する気概を持っている歯科医院は良い歯科医院だと感じますし、逆にまったく噛み合わせを考えず歯を入れてしまう歯科医院は敬遠《けいえん》したくなります。

・患者さんへの説明が足りない

やはり治療は、患者さんの理解の元に進めていきたいものです。理解していただければ、今後の治療、そしてその後の予防も患者さんは協力的になり、より良い関係を築きながら、こちらも患者さんのために歯科治療がおこなえます。説明のうまさは、個人によって大きく変わってきますが、これは生まれ持った才能ではなく、患者さんが理解しているかどうかリアクションを見極め、患者さんの意見を傾聴《けいちょう》し、なるべく専門用語を使わず、どう説明すれば理解してもらえるか。と研鑽《けんさん》を積めば手に入れることができる技術です。この研鑽による技術を身に着けているかどうかは、良い歯科医を見つける大きなポイントです。

最後のポイント以外は、患者さんでは判断ができないかもしれません。それくらい、良い歯科医院を見つけるのは難しいのです。

最近では、歯科医院に行く前にネットのレビューなどを見て判断する人もいますが、これも書かれた情報を読み解く力が必要になります。

例えば、勘違いしやすい例として評価が最低で「歯磨き指導ばかりでうざい、早く治療して」などの書き込みがあった場合、これは、患者の意にそぐわないため、悪評になっていますが、この歯科医院は、予防までを見据えて治療をおこなう良い歯科医院の可能性が高いのです。

逆に高評価が多く、レビューに「短期間で痛いところの治療をすぐにしてくれて解放されました！」などと書いてあっても、これは、痛む歯だけを治療しているだけなので、良い歯科医院かどうかの判断基準にはなりません。

このように、良い歯科医院を見つけるのは、レビューを見ても実際に治療を受けても、なかなか判断ができません。

では、どうすれば良い歯科医院を見つけられるのかというと、たった1つだけ皆さんにもできる良い方法があります。

それは、皆さんが通う歯科医院を良い歯科医院に変えてしまえばいいのです。

第四幕　歯科医院を一流にするたった一つの魔法の言葉

ここまで専門的な歯科医院の選び方の話が多くなったので、逆に歯科医院を選ぶのが難しくなったかもしれません。

ですが安心してください。

今からお伝えする一言を歯科医に直接伝えたり、伝えにくい場合は予約のときや来院時に必ず記入する問診票に書くだけで、治療だけなく予防も完璧にしてくれる、いわば一流の歯科医院に早変わりします。

その言葉とは「歯垢染色液《しこうせんしょくえき》を使って歯を染め上げてください」です。

「歯垢染色液」とは2章でも登場した歯垢染色剤のアイテムで磨き残してプラークが残っている箇所を染め上げてくれるものです。

歯垢染色液という言葉を一般の人はほとんど知らないので使うだけで「この患者さんは歯科関係者の方だろうか?」と、ちょっと緩んだ歯科医院の背筋がピンと正されるはずです。

そして歯を染め上げてしまえば歯科医院としてはそのまま放置することはできないので、予防のための徹底的な歯磨き指導と歯のクリーニングを念入りにおこなってくれるでしょう。クリーニングをきちんとしてもらえれば、自然な歯の白さも取り戻せるので高いお金を払ってホワイトニングをする必要もなくなるので、まさに一石二鳥と言えます。

良い歯科医院を選ぶことも大切ですが、このように歯科医院をその気にさせることも同じくらい大切なのです。

また、これまで歯科医院に対する疑念点を多く書いてしまいましたが、多くの歯科医師は、自身の仕事にプライドを持って従事《じゅうじ》しています。そのため、こちらが本気で口内に取り組んでいる姿勢を見せれば、歯科医も嫌な気持ちになるどころか、自身の仕事の理解者が現れたと思ってもらえ、積極的に良い治療、良い予防をおこなってくれます。

「おとなの歯磨き」で完璧なプラーク除去をおこないながら、3ヶ月に1回季節の変わり目に、予防をしてもらいに歯科医院を訪れる。さらに、歯科医師と良好な関係が築ければ、3ヶ月と言わず、毎月通院を目指す。

これができれば、一生、虫歯にも歯周病にも悩まされることのない人生を送れます。

このように過ごすことができれば、輝く美しい歯を手に入れるばかりでなく、その人生をも美しく輝くものになることでしょう。

おわりに

本書をお読みになり、少しでも口内への意識が強まれば、これ以上の喜びはありません。

最後に、私が本書の執筆に向けた思いのたけを語らせていただきたいと思います。少々長くなりますが、おつき合いいただければ幸いです。


8歳の私が、この本の内容を父に伝えられたら、どんなによかったでしょう。

当時41才の父は、歯磨きで、歯ブラシが真っ赤になるほど出血していました。その血まみれの歯ブラシを見せて、「見ろ、こんなに血が……」と言うのです。

父は、ひとり息子に不安をわかって欲しかったのかもしれません。けれども、幼いわたしは「血」がもつ怖さと「お父さん、なにかの病気……」という恐怖心から「もう、やめろ!」と叫びました。

しかし「出血で歯磨きをやめる」というのは、とても罪深い発言です。歯科医師になってから、罪悪感が、ずっと心の奥底に棘のように刺さっていました。

なぜなら、本書で述べてきたように歯周病の血は、さまざまな病気の元凶、悪い血だからです。出し切らなければならないのです。それなのに、私は父に、悪い血を出さないように、強く言ってしまったのですから。

実際、父は、年を取るにつれ歯を失っていきました。それだけでなく、アレルギーや高血糖、腎機能低下、脳梗塞と「歯周病が関連する病気」になっていったのです。健康に気を使い、日々、体を動かしていたにもかかわらずです。ひとつひとつ病気の症状がでるたびに、歯周病の悪質さを知っている私の胸は、痛みを覚えていました。

私は罪悪感を払拭《ふっしょく》するために、父の晩年に質問したことがあります。「歯医者さんで、歯磨き指導、受けなかった?」と。父の返答は、「教わったような気もするけど……そんなの覚えてられっか」というものでした。

たしかに歯科医院で、1度や2度指導をうけたところで、正しい歯磨きの習慣は、なかなか身につきません。誰が悪いわけでもないのです。そして、真面目な父は、地区の草刈り行事で、率先して草木を伐採し、家のソファーで昼寝をしたまま、なんの前触れもなく、心筋梗塞で天国へいってしまいました。家族に一言の言葉を遺《のこ》さないばかりか、私に、父への「感謝」も「不満」も言わせてくれないまま。

もし「おとなの歯磨き」をしていたら、父の人生は、もっと幸せに変わったはずだった……。歯周ポケットを磨くことで、歯周病を改善できたばかりか、さまざまな病気にもならなかったでしょうし、ストレスが少なく「本来の自分」でやりたいことを楽しむ人生を、歩めたのではないかと思うのです。

しかし、私たちはまだ、間に合います。すでに歯周病が進行していたり、一部、歯が抜けてしまった人もいるかもしれません。

でも、安心してください。本書の知識と技術を活用すれば、大丈夫です。お口の中が30歳ほど若返る人もいます。

ただ最後に、とても重要なことをお伝えします。ある意味では、今からお話することが歯を守り、人生を幸せにする最も重要な鍵だと、多くの要介護高齢者を診療してきて実感しています。大げさかもしれませんが「これなしに歯の健康、幸せな人生はない」と断言できます。

虫歯や歯周病の発症しやすい現代社会において、虫歯にも歯周病にもならない「おとなの歯磨き」の要点は、歯はもちろん、歯茎を含めた口内全体への「病原細菌の除去」そして、歯ぎしりなどで、歯への異常な力をかけない「力のコントロール」の2つです。

つまり、本書でお伝えした7大道具や方法で、病原細菌をきれいに取り除くことで、虫歯や歯周病の原因がなくなるため、理論上は、虫歯にも歯周病にもならないのです。さらには、歯ぎしりなどによるダメージがなければ、歯は損傷することなく、絶対に守られます。

本書は、そのために「おとなの歯磨き」と名付けて、これらを完璧に回避する方法を提唱《ていしょう》させていただきましたが、残念なことに、それでも、病原細菌を磨き残す人が出てしまうのが、最大の問題です。

実際、高度な治療を受け、歯磨きをしっかりしている人でも、数年後に抜歯やトラブルがおこるのは、完璧に歯磨きができずに、病原細菌を磨き残していることから生じています。

裏を返せば、心をこめて念入りに歯磨きする人だけが、磨き残しがなく、いつまでも自分の歯が残るのです。

「じゃあ、わたしも無理かも」と思ってしまうかもしれません。でも、あなたは悲観することはありません。大丈夫です。解決法があるのです。

これが、最後にお伝えしたい最大の重要ポイントです。「歯を愛せ」ばいいのです。では「歯を愛する」とはどういうことでしょう?

人は、年齢を重ねるにつれて歯を失っていきます。にもかかわらず、驚くべきことに80歳、90歳を過ぎても、自分の歯が綺麗に残っている人たちがいるのです。

この人たちは、磨き残しがほとんどありません。認知症状があっても、丁寧にずっと歯を磨いています。こんなに興味深いことはありません。私が「どうして、そんなに歯を磨くんですか?」と質問すると、この人たちは、決まって同じ回答をします。つまりここに秘密があるわけです。

ちなみに介護職員さんに「認知症の人が、ずっと歯を磨いている理由は、何だと思いますか?」と質問すると「磨いたことを忘れてしまい、また磨くからでしょうか(笑)」と回答する人がいます。たしかに、ありえない話ではありません。

しかし、そうではないのです。認知症でも、時間をかけて、磨き残しがないように、念入りに歯を磨く理由は、「お父さんに、歯は大切だから、しっかり磨きなさいと言われた」「お母さんに、歯は大事だから、ちゃんと磨いてね、といわれた」と親から子への「深い愛情」があるからです。

それに対してこどもも「しっかり歯を磨く」という愛情で応えてきました。これらの愛情があるからこそ、高齢になった今でも、心をこめて歯を磨いているのです。

この人たちの親御さんは、明治・大正、昭和初期の生まれです。当時、虫歯がひどくなると、抜歯でした。どんどん抜歯され、27歳で総入れ歯になってしまった女性もいます。虫歯になったばかりに、歯を失う悲しみやせつなさは、いかほどのものでしょう。どんなにつらかったのでしょうか。

「せめて、自分のこどもにはこんな思いをさせたくない」という強い愛情のエネルギーが、「歯は大事だから、しっかり磨きなさい」といった言葉にこめられ、時空を超えて、いつまでも、「歯」を守ってくれているように感じます。

この話を現役世代の人にすると「いい話ですね~」といった感想もあれば「うちの親は、そういう親じゃなかった」と苦々《にがにが》しく言う人もいます。

もっといえば、親への反発心や恨みつらみがあるのです。極端な例かもしれませんが「お母さんが、ごはんに砂糖をかけたせいで、歯が悪くなった。だから、結婚相手は、絶対に歯がいい人にしようと決めて、結婚したんです」という60代の女性患者さんがいました。でも、お母さまは、砂糖が虫歯の原因になる、という知識がなかっただけで、戦後の食糧難の中、大変な思いをして砂糖とお米を食べさせてくれたのでは・・・恨む気持ちは理解できますが、それよりも、感謝すべきなのでは、という捉え方もできます。

しかし、こういった感情のすれちがいや反感は、多かれ少なかれ、誰しも抱えているのではないでしょうか。

訪問歯科医師として、何万回もお口を拝見して感じるのは、怒りや悲しみの証拠がしっかりと残っているということです。歯ぎしりによる歯の欠け、折れた歯、骨隆起《こつりゅうき》などが怒りや悲しみを物語っているように感じるのです。

あなたも、人間関係や自分の境遇のつらさに、歯が削れるほど歯ぎしりをし、長い間、食いしばってきたのではないでしょうか。気づいてないだけで、口の中がこんなにもなるくらい、苦しんできたのです。もう手放しましょう。もう自分を解放してあげましょう。

そもそも悲しみや怒りの原因は、「自分は愛されていない」といった「愛情不足」を感じることかもしれません。というのも、歯ぎしりは「自分を愛すること」で治癒することがあるのです。たとえば、仕事を減らす、休みを増やす、緑ある自然に手足で触れる、温泉やマッサージに行く、好きな音楽、映画を観る……といったことです。

もっといえば「自愛」が急激に回復するのが、不思議なことに、口腔ケアをしてもらうことなのです。そんなこと信じられないと思うかもしれませんが、他者からの「私心のない愛情を受け取る」ことが、強烈に自分を愛することにつながっていくのです。

ある男性のご利用者さんは、怒鳴ったり物を投げたりする暴力的な人でした。しかし、40代の心優しい女性の介護職員さんに、腫れた歯茎の口腔ケアをお願いしたところ、なんと、そのご利用者さんは、全く怒らなくなったのです。たった2週間で別人のように温和になっていました。何か薬を変えたわけではありません。もちろん、口腔ケアで、歯茎の腫れと痛みがなくなり、食事ができるようになった……といった理由もあるでしょう。しかし、優しく口をケアしてもらった効果も絶大だった、と私は思うのです。

似たような例があります。ある口数の少ない寝たきりの男性がいました。奥様と成人した2人のお子さんが、せっかく面会にきても、いつも一言も話さず、し～んとしています。介護職員さんにも、「ああ」「うん」しか言わない、気難しさを感じさせる人でした。

ところが、熱心な歯科衛生士が、口腔ケアを続けて3か月ほどたったころ、目に涙をためて、手を伸ばし、握手を求めながら「ありがとう！　ありがとう！」と言ってくれたのです。

優しくお口をケアしつづけてもらったことが、よほど嬉しかったのでしょう。

衛生士の、「おもいやり」も通じたのかもしれません。

なぜ、お口のケアは、こうも愛情を感じやすいのでしょうか？

なるほど、口は、繊細で感じやすく、口にはりめぐらされた脳神経を介して、脳内で幸福ホルモンを出すこともできます。

それればかりか、口で愛情を感じるのは、私たちには当たり前だったのではないでしょうか。

なぜなら私たちは、胎児のころから羊水を口から飲み、母乳を口で吸い、食べ物を口にすることで「命」を保ってきました。さらには、口の感触は、快感とも結びついています。母乳（哺乳瓶）を吸う安心感や、母子の愛情のやりとりもありました。口は、母親からの愛情の入口でもあったのです。

もしこれまで、親から十分に愛されなかったと感じていても、おとなになった今は、自分で自分を大切にすることができます。愛せます。お口のケアは、愛情を感じやすいのですから。歯の汚れをネガティブな想いに見立てて、きれいさっぱり水に流し、歯や歯茎に「ありがとう、ありがとう」と心でとなえながら歯磨きすることもできます。

歯は、食べ物をごく小さくする消化機能を果たし、栄養を供給してくれます。噛むことでストレスを解放し、脳を活性化してくれています。様々な恩恵に感謝できます。なによりも、嬉しさ、悲しさ、幸せを体感できるのも、体があってこそです。その体を守ってくれている、とても重要な臓器が「歯」と「歯茎」なのですから、「ありがとう」と感謝があふれてきます。

歯を愛しましょう。それは、自分で自分を愛することなのです。

歯磨き同様、歯を愛すること、つまり自分を愛することを毎日丁寧にしつづけることはなかなか大変です。それでも、口は、心の状態、精神状態を如実《にょじつ》に物語ります。口の状態の悪さは、愛情不足を訴えているのです。私の父のひどい歯周病は「愛がない」という悲しみや怒りの表れでした。

どうすれば、毎日、自分を愛しつづけられるのでしょうか。逆に、ご飯に砂糖をかけて食べさせてくれたお母さまを恨んでいた女性のことは、私には他人事とは思えません。なぜなら、私も、父に対してずっと強い怒りや侮蔑《ぶべつ》があったからです。父は「こうでなければならない」といった価値観を、私に強要するタイプでした。

人は、強要が続くと、尊重されていない、愛されていないと感じてしまうものです。

なぜ、父は「こうでなければならない」を強要しつづけたのでしょう？　それは、父が、父親（私の祖父）を若くして亡くしたことや、学歴がない劣等感、事業での失敗などが原因だったのだと、今ならわかります。

つまり、父の「こうしろ」「頑張れ」「勉強しろ」は、父が味わったつらさや苦しみを、こどもにだけは味あわせたくない一心だったのです。

それだけに、侮蔑や反感を持つ息子に対して、父は「伝わらない、伝わらない、伝えきれない、思いが届かない」と、どれほど苦悩していたことでしょう。亡くなって何年も経った今なら、父の心情もよく理解できます。

結局のところ、父の言動は「歯は大事だからしっかり磨きなさい」という、親から子への愛情とまったく一緒だったのです。

なんて悲劇的な誤解をし続けてきたのでしょうか。私は、心のどこかで、父をどうしようもない人だと馬鹿にし、反発していたのです。亡くなるまでずっと。

だからなおさら、熱心に歯磨きする認知症の人の親御さんが、時を超えて、今も「愛」で寄り添っているように、私も、当時の父に、この本を伝えたいのです。「お父さん、僕も、愛してるよ」と。そして、「お父さんは、こんなにも大きな愛をもっていたんだよ」と。

もし父が、自分を愛していたら、歯も心も体も幸せであふれていたでしょう。

人は本来、愛であふれているいるように思います。だから、毎日、歯を、自分を愛せます。

今まで多くの人が、歯で悩み、苦しんできました。あきらめていました。しかし、これからは、歯も体も健康を取り戻せます。もっと自分を大切にし、愛し、幸せな人生を歩めるのです。

本書が少しでも、そのお役に立てば幸いです。あなたの健康と、笑顔のある人生を、心から祈っています。

絶対に虫歯にも歯周病にもならないための「ゴールデンルール」

1　虫歯菌・歯周病菌の除去

「7大道具＋ながら磨き10分」で磨き残しゼロへ

2　歯への悪い力の除去

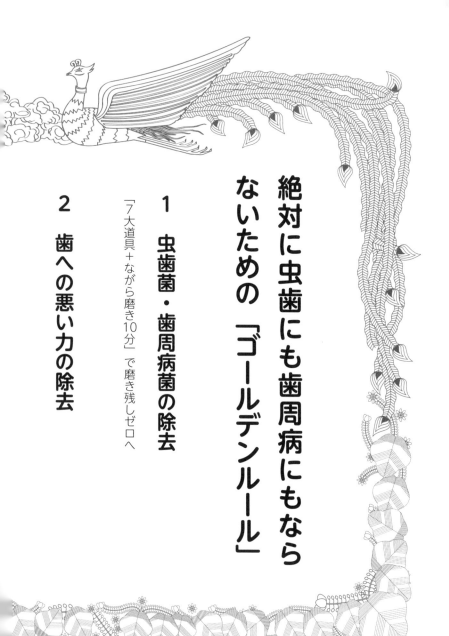

歯ぎしりをしている人は、マウスピースをしましょう
ストレスのある生活をやめ、自分を大切にする日々を送りましょう

3　歯を愛する

ネガティブな思いを手放し、歯を、自分を愛する。生まれた頃、赤ちゃんだった自分は、人から愛され、人に愛をふりまいていたのだから、あなたは「愛」そのものです

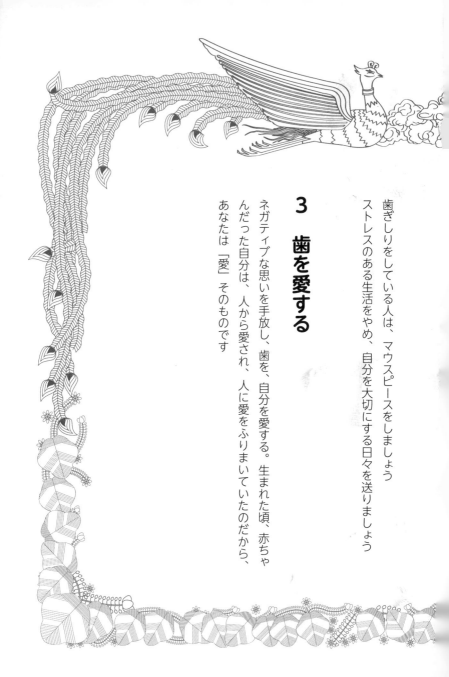

著者プロフィール

伊東 材祐《さいゆう》 いとう・さいゆう　訪問歯科医師

1975年生まれ。歯学部卒業後、大学病院付属の特殊機関で歯周病、かみ合わせ、最先端の義歯治療、歯内療法、オーラルリハビリテーションなどの先進医療の研鑽を積んだ後、在宅医療を専門とする歯科医院を開設。累計7万回以上の訪問診療に従事し、予防に勝るものはないと専門的口腔ケアの向上を推進している。診療とは別に1700名以上のお口の相談にのり、累計受講者8000名以上の口腔ケアセミナーの講師を務める。エビデンスのある医学的理論と数多の高齢者の何十年もの実体験、真実に基づいた「絶対に虫歯にも歯周病にもならない方法」を提唱している。口の健康は、精神状態と如実に連動していることから、「心の状態をよくすること」と「自分を大切にすること」を重視している。そのため日本人にあった食事や衣類、生活環境の整備、多様な考え方の受容が病気の予防や治癒につながり、幸せな人生を歩む一助となるように、ご利用者さん（患者さん）に寄り添っている。医療法人彩優会理事長。合同会社ジェネラス代表。

合同会社　ジェネラス

所在地　〒1500021
東京都渋谷区恵比寿西2丁目4番8号ウィンド恵比寿ビル8F
メールアドレス　info01@saiyu-ai.com
ホームページ　https://saiyu-ai.com/

おとなの歯磨き

2024年　3月28日　初版第1刷発行
2024年　5月27日　第2刷発行

著者	伊東 材祐《さいゆう》
装丁	tobufune
本文デザイン	ヨシノブデザイン
イラスト	森 マサコ
デザイン協力	株式会社デジタルプレス
企画・編集	植田 隼人 (BlueBird)
発行者	津嶋栄
発行	株式会社日本経営センター（フローラル出版） 〒171-0022 東京都豊島区南池袋1-9-18　GOGOオフィス池袋　250号室 TEL　03-6328-3705（代表） メールアドレス：order@floralpublish.com
出版プロデュース	株式会社日本経営センター・10万部出版プロジェクト
印刷・製本	有限会社万来舎

ISBN 978-4-910017-42-6 C2077